Kinderanästhesie

Springer-Verlag Berlin Heidelberg GmbH

W. Funk · H. Hollnberger   (Hrsg.)

Neue Pharmaka und Techniken in der Kinderanästhesie

Ergebnisse des 14. Workshop
des Arbeitskreises Kinderanästhesie der DGAI

Mit 32 Abbildungen und 28 Tabellen

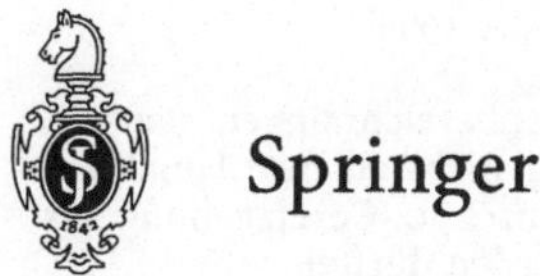

Springer

Dr. med. Wolfgang Funk
Klinik für Anästhesiologie
Klinikum Regensburg
Franz-Josef-Strauß-Allee 11
D-93042 Regensburg

Dr. med. Harald Hollnberger
Abteilung für Anästhesie
Klinik St. Hedwig
Steinmetzstraße 1–3
D-93049 Regensburg

ISSN 0178-6261
ISBN 978-3-540-63532-1

Die Deutsche Bibliothek – CIP-Einheitsaufnahme
Neue Pharmaka und Techniken in der Kinderanästhesie: Ergebnis des 14. Workshop des
Arbeitskreises Kinderanästhesie der DGAI/Hrsg.: Wolfgang Funk; Harald Hollnberger. –
Berlin; Heidelberg; New York; Barcelona; Budapest; Hongkong; London; Mailand; Paris;
Santa Clara; Singapur; Tokio: Springer, 1998
    (Kinderanästhesie)
    ISBN 978-3-540-63532-1   ISBN 978-3-642-58791-7 (eBook)
    DOI 10.1007/978-3-642-58791-7

Umschlaggestaltung: design & production GmbH, Heidelberg
Satz: K+V Fotosatz GmbH, Beerfelden
SPIN 10635899   19/3133 – 5 4 3 2 1 0 – Gedruckt auf säurefreiem Papier

Geleitwort

Der Mehrzahl der Anästhesisten schien über lange Jahre die Verwendung von Halothan, Thiopental, Succinylcholin und ggf. Morphin/Fentanyl ausreichend, um wirkungsvolle und sichere Narkosen im Kindesalter durchführen zu können. Dabei wurden bekannte Nachteile der einzelnen Pharmaka v. a. mangels geeigneter Alternativen in Kauf genommen.

In den letzten Jahren ist die Zahl der zur Anwendung in der Anästhesiologie zugelassenen Medikamente sprunghaft angestiegen. Die rasch wachsende Bedeutung ambulanter und tageschirurgischer Eingriffe und die Notwendigkeit einer effizienteren Nutzung der vorgehaltenen Einrichtungen lenkte das Augenmerk der Anwender auf Substanzen mit günstigerer Pharmakokinetik und -dynamik. Das gemeinsame Charakteristikum der neuen Inhalationsanästhetika, Muskelrelaxanzien und Opioide ist denn auch die bessere Steuerbarkeit ihrer Wirkungen. Dies verkürzt nicht nur die Erholungszeiten, sondern verbessert auch die Anpassung der Narkosetiefe an die operativen Erfordernisse. Zugleich weisen die neuen Pharmaka einige wesentliche Nachteile und Nebenwirkungen der bisher gebräuchlichen Substanzen nicht mehr auf.

Die neuen Anästhetika haben in der Anwendung an Erwachsenen ihre Wirksamkeit und Sicherheit bewiesen. Im Vergleich mit Halothan, Thiopental und Succinylcholin haben sich in der Erwachsenenanästhesie deutliche, positiv zu bewertende Unterschiede gezeigt. Die Herausgeber des vorliegenden Bandes haben im Herbst 1995 im Rahmen des Arbeitskreises Kinderanästhesie der DGAI aktive Kinderanästhesisten versammelt, die durch eigene Untersuchungen ausgewiesene Experten auf dem jeweiligen Gebiet sind, um die Möglichkeiten der neuen Pharmaka und einiger neuer Techniken in der Kinderanästhesie zu diskutieren. Dabei wurde v. a. auf Aspekte der Dosierung, der Sicherheit und des spezifischen Nutzens für das Kind sowie die Notwendigkeit von Altersbeschränkungen nach unten eingegangen.

Der vorliegende Band gibt die Referate und eine Zusammenfassung der regen Diskussionen wieder. Möge dieses Buch dazu beitragen, die von den Teilnehmern als wichtige Anregungen aufgenommenen Informationen zu verbreiten und damit die Effizienz und die Sicherheit der Kinderanästhesie weiter zu steigern. Ich wünsche ihm eine weite Verbreitung.

Regensburg,   Prof. Dr. med. K. Taeger
im Oktober 1997   Direktor der Klinik für Anästhesiologie
                                 Universität Regensburg

Vorwort

In der Kinderanästhesie hat sich in den vergangenen Jahren ein grundlegender Wandel vollzogen. Während in der Vergangenheit nur eine geringe Anzahl von Anästhetika und Analgetika zur Durchführung von Narkosen bei Kindern zur Verfügung stand, haben v. a. in den letzten Jahren zahlreiche neue Medikamente und auch neue Narkosetechniken Anwendung in der Kinderanästhesie gefunden.

Veranlaßt durch diesen Methodenwandel hat sich der Arbeitskreis Kinderanästhesie der DGAI im November 1995 zum Thema „Die Bedeutung technischer und pharmakologischer Neuentwicklungen für die Anästhesie bei Kindern" in Regensburg getroffen. Das vorliegende Buch bietet eine Zusammenfassung dieses 14. Workshops. Wir haben uns zu einer Publikation der Tagungsinhalte entschlossen, um die wichtige Thematik nicht nur den Workshopteilnehmern, sondern auch einem möglichst großen Interessentenkreis praktisch tätiger Anästhesisten zu erschließen. Das Buch soll dem Leser eine Hilfestellung bieten, sich mit den neuen Medikamenten und Techniken vertraut zu machen; möge es dazu beitragen, seine Kenntnisse im Bereich der Kinderanästhesie zu vertiefen, um sich den individuellen Erfordernissen des Patienten in Zukunft besser anpassen und unerwünschte Nebenwirkungen vermeiden zu können.

Neue Erkenntnisse im Bereich der Schmerzforschung haben zu einer veränderten Bewertung der intra- und postoperativen Schmerztherapie beim Kind geführt. Techniken wie die patientenkontrollierte Anästhesie werden daher in diesem Buch ebenso erläutert wie der Einsatz neuer synthetischer Opioide und deren Stellenwert für die Kinderanästhesie.

Die Diskussion um die Anwendung von Succinylcholin in der elektiven Kinderanästhesie und die Ausweitung ambulanter Eingriffe beim Kind haben wesentlich dazu beigetragen, daß konkurrierende Verfahren zur Intubationsnarkose schnell eine weite Verbreitung fanden. Der Einsatz der Larynxmaske und ihre Indikationen auch in Grenzbereichen – wie im HNO-Bereich – werden daher in einem eigenen Kapitel ausgeführt.

Den neuen Inhalationsanästhetika, die möglicherweise das seit vielen Jahren bewährte Halothan in der Kinderanästhesie ersetzen können, ist ebenfalls ein Kapitel gewidmet. Alternativen zur Inhalationsanästhesie, wie z. B. die totale intravenöse Anästhesie (TIVA) mit unterschiedlichen intravenösen Anästhetika, werden aufgezeigt. Neu entwickelte Opioide und Muskelrelaxanzien runden den Themenkomplex ab.

Dieses Buch möchte dem Leser all das an neuen Medikamenten und Techniken nahebringen, was in vielen kinderanästhesiologischen Zentren bereits Eingang in den klinischen Alltag gefunden hat. Welchen Stellenwert und welche Verbreitung diese neuen Medikamente und Techniken erhalten werden, wird die Zukunft zeigen.

Wir als Herausgeber bedanken uns bei den Referenten und Autoren für die fruchtbare Zusammenarbeit und bei allen Vorsitzenden und Diskutanten für das interessante und ertragreiche Symposium. Danken möchten wir v. a. auch den pharmazeutischen Unternehmen, ohne deren großzügige Unterstützung das Symposium und die Publikation dieser Beiträge nicht möglich gewesen wären.

Regensburg, im Oktober 1997   Die Herausgeber

Inhalt

Verzeichnis
der erstgenannten Autoren

Conzen, Peter, Prof. Dr. med.
  Klinikum Großhadern, Ludwig-Maximilians-Universität München
  Marchioninistraße 15, D-81377 München

Diefenbach, C., Univ.-Prof. Dr. med.
  Klinik für Anästhesiologie und Operative Intensivmedizin
  der Universität zu Köln
  Joseph-Stelzmann-Straße 9, D-50931 Köln

Droste, G., Dr. med.
  Klinik für Anästhesiologie, Ev. Krankenhaus Hattingen
  Bredenscheider Straße 54, D-45525 Hattingen/Ruhr

Funk, Wolfgang, Dr. med.
  Klinik für Anästhesiologie, Klinikum Regensburg
  Franz-Josef-Strauß-Allee 11, D-93042 Regensburg

Grubhofer, G., Dr. med.
  Universitäts-Klinik für Anästhesie und allg. Intensivmedizin
  Währinger Gürtel 18–20, A-1090 Wien

Hofmockel, Rainer, Dr. med.
  Klinik für Anästhesiologie und Intensivtherapie
  Universität Rostock
  Schillingallee 35, D-18055 Rostock

Hollnberger, Harald, Dr. med.
  Abteilung für Anästhesie, Klinik St. Hedwig
  Steinmetzstraße 1–3, D-93049 Regensburg

Jakob, Wolfgang, Dr. med.
  Klinik für Anästhesiologie, Klinikum der Universität
  Franz-Josef-Strauß-Allee 11, D-93042 Regensburg

Khünl-Brady, Karin, Univ.-Doz. Dr. med
  Klinik für Anästhesie und allg. Intensivmedizin
  Universität Innsbruck
  Anichstraße 35, A-6020 Innsbruck

Kraus, Gabriele, Priv.-Doz. Dr. med.
  Klinik für Anästhesiologie und operative Intensivmedizin
  Krankenhaus Siloah, Rösebeckstraße 15, D-30449 Hannover

Mehler, Joachim, Dr. med.
  Abteilung für Anästhesie und Intensivmedizin
  Johanniter Kinderklinik
  Arnold-Jannsen-Straße 29, D-53757 Sankt Augustin

Mielke, L., Dr. med.
  Institut für Anästhesiologie
  Klinikum rechts der Isar, Technische Universität München
  Ismaninger Straße 22, D-81675 München

Petrat, G., Dr. med.
  Klinik für Anästhesiologie und Intensivtherapie
  Klinikum der Friedrich-Schiller-Universität
  Bachstraße 18, D-07740 Jena

Pohl, B., Dr. med.
  Klinik für Anästhesiologie und Intensivtherapie
  Universität Rostock
  Schillingallee 35, D-18055 Rostock

Reinhold, Paul, Priv.-Doz. Dr. med.
  Klinik für Anästhesiologie und operative Intensivmedizin
  Klinikum Kreis Herford
  Schwarzmoorstraße 70, D-32049 Herford

Rieberer, M.-L., Dr. med.
  Abteilung für Anästhesiologie, Landeskrankenhaus Graz
  Auenbrugger Platz 29, A-8036 Graz

Schreiber, Markus-Norbert, Dr. med.
  Klinik für Anästhesiologie, Universitätsklinikum
  Steinhövelstraße 9, D-89075 Ulm

Teil 1:
Patientenkontrollierte Analgesie

Schmerzphysiologie bei Säuglingen und Kleinkindern

G. Droste

Frühkindliche Schmerzwahrnehmung und Nozizeption wurden bis vor wenigen Jahren sehr divergent gesehen (McGrath u. Hillier 1989). Aufgrund früherer Untersuchungen wurde gefolgert, daß in dieser Altersstufe keine ausreichende neurophysiologische Grundlage für periphere Nozizeption und Weiterleitung nozizeptiver Reize besteht (McGraw 1943). Dies wurde u. a. durch eine erhöhte Reizschwelle bezüglich nozizeptiver Reize erklärt (Bondy 1980), welche biologisch als sinnvoller Schutz gegenüber Geburtsstreß und fetalem Geburtsschmerz funktioniere. Andererseits sollte auch durch verzögerte Myelinisierung der Nerven (Shearer 1986) keine oder nur eine sehr verzögerte Nervenleitung bestehen, oder es sollte aufgrund nicht ausreichender zentralnervöser Entwicklung die Basis für eine differenzierte Schmerzwahrnehmung fehlen (Tilney u. Rosett 1931). Dies realisierte sich durchaus auch im therapeutischen Umgang mit Kindern bei nozizeptiven Reizen wie Operationen, wobei u. a. auf adäquate Anästhesieverfahren oder auch auf eine ausreichende postoperative Analgesie verzichtet wurde (Mather u. Mackie 1983; Merskey 1970; Purcell-Jones et al. 1988).

Dieses Vorgehen wurde u. a. auch durch ein fehlendes Schmerzgedächtnis der Neonaten begründet (Levy 1960).

In den letzten Jahren sind die Erkenntnisse über neurophysiologische Grundlagen des Schmerzsystems sowohl beim Erwachsenen als auch in der kindlichen Entwicklung wesentlich erweitert worden (Anand et al. 1987; Barr 1989; Meier 1987; Owens 1984; Zimmermann 1991; Droste 1992; Droste u. Büttner 1992). Die früheren Vorstellungen zur Schmerzperzeption bei Säuglingen und Kleinkindern sind dabei grundlegend revidiert worden. Die Grundlagen für eine Schmerzwahrnehmung sollen bereits in der fetalen Phase bestehen (Anand et al. 1987; Fitzgerald 1991; Porter 1989; Zimmermann 1991).

Schmerzsystem

Das menschliche Schmerzsystem als komplexes anatomisches, neurophysiologisches und biochemisches System kann funktionell in verschiedene Komponenten differenziert werden:

- Mechanismen der peripheren Reizauslösung von polymodalen Nozizeptoren;
- sensorische Reizweiterleitung im peripheren Nervensystem durch A_δ-Fasern und unmyelinisierte C-Fasern;
- neuronale Reizweiterleitung und -umschaltung auf spinaler Ebene zu aszendierenden zentralen Schmerzbahnen sowie die Verschaltung zu motorischer und vegetativer Reflexantwort;
- zentrale Reizverarbeitung in verschiedenen Bereichen des subkortikalen Systems (z. B. Formatio reticularis, Hypothalamus, Thalamus, Pallidum) und des Kortex mit bewußter Schmerzwahrnehmung;
- deszendierende Kontrollsysteme vom Kortex, Dienzephalon und PAG zum spinalem System (Tractus corticospinalis, Tractus reticulospinalis).

Abb. 1.
Grundlagen der
Nozizeption

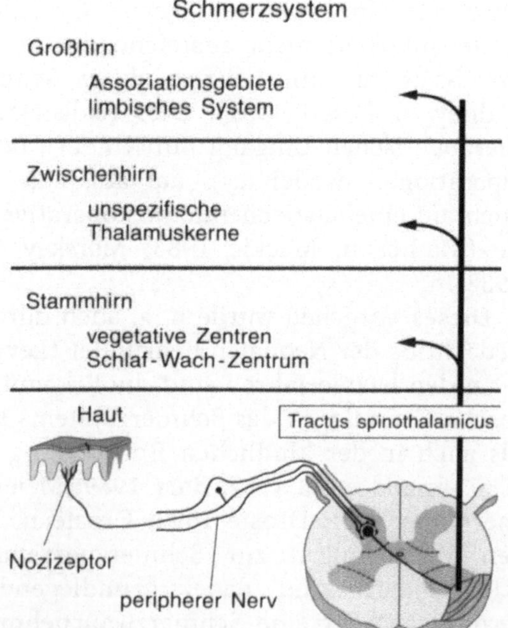

Eine Übersicht der neuroanatomischen und neurofunktionellen Grundlagen der Nozizeption ist in Abb. 1 gegeben.

Die einzelnen Komponenten des Nozizeptionssystems sollen kurz unter Berücksichtigung der fetalen Entwicklungsabläufe dargestellt werden.

Periphere Nozizeption

Die Organe des menschlichen Körpers sind nozizeptiv durch entsprechende Nervenendigungen von A_δ-Fasern mit niedriger Reizschwelle und unmyelinisierten C-Fasern mit höherer Reizschwelle versorgt. Die Erregung dieser Rezeptoren kann einerseits durch direkte mechanische Stimulation (z. B. Trauma) ausgelöst werden, andererseits werden diese auch biochemisch durch Reaktionen auf Schmerzreize stimuliert. Endogene Mediatoren der biochemischen Erregung sind u. a. K^+-Ionen, H^+-Ionen, Serotonin, Histamin, Bradykinin, Prostaglandine und Substanz P. K^+-Ionen, H^+-Ionen, Prostaglandine und andere Arachidonsäurederivate werden z. B. durch Traumata mit Zelldestruktion freigesetzt. Aus der Zellmembran wird bei Membranuntergang Phospholipase freigesetzt, welche die Freisetzung von Fettsäuren und Arachidonsäure, die an der Membran an Phospholipide gebunden sind, vermittelt. Durch Zyklooxygenase und andere Enzyme werden diese dann weiter zu den verschiedenen Prostaglandinen, Thromboxanen und Leukotrienen abgebaut. Diese wirken zum einen direkt nozizeptiv, verstärken die nozizeptive Wirkung anderer Mediatoren und sind auch für die lokale Entzündungsreaktion mitverantwortlich. Ein Überblick über den Arachidonsäurestoffwechsel ist in Abb. 2 gegeben.

Serotonin wird aus Mastzellen und Thrombozyten in der Blutbahn freigesetzt, Histamin ebenfalls aus Mastzellen, Thrombozyten und basophilen Leukozyten. Diese gelangen in das periphere Gewebe und können einerseits zur direkten Nozizeptorerregung führen, verändern jedoch auch entscheidend die periphere Mikrozirkulation aufgrund der Gefäßpermeabilitätserhöhung mit resultierender Ödembildung. Bradykinin wird als Nebenprodukt bei der Faktor-XII-Aktivierung frei und gelangt über die Blutbahn in das periphere Gewebe. Dies führt zu Vasodilatation, Kapillarpermeabilitätserhöhung, Nozizeptoraktivierung und Chemotaxis. Die Wirkung wird dabei durch Prostaglandine verstärkt. Substanz P

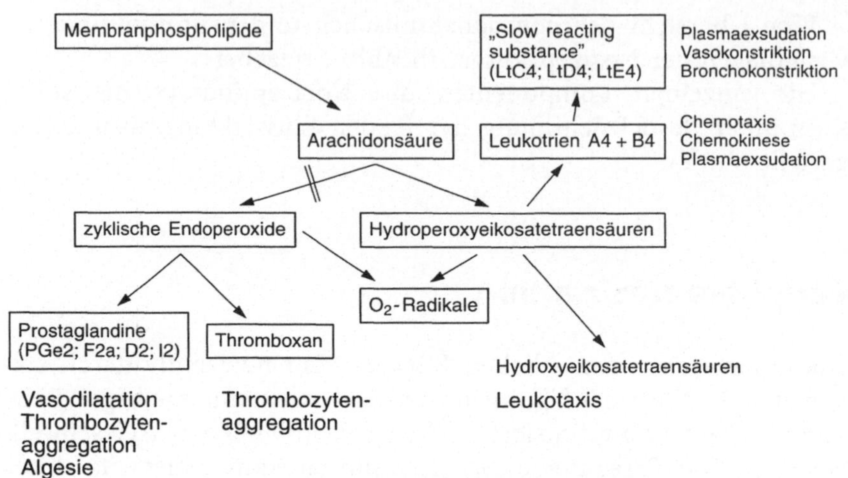

Abb. 2. Arachidonsäurestoffwechsel. (Mod. Nach Brune 1984)

wird u. a. im Spinalganglion von unmyelinisierten Nerven und im Ganglion Gasseri synthetisiert und gelangt durch axonalen Transport sowohl in die Peripherie als auch zentralwärts zum Hinterhorn. Die Substanz wird u. a. bei Erregung von C-Fasern aus diesen in den peripheren Nervenendigungen freigesetzt (Axonreflex). Sie führt zu einer Vasodilatation und Kapillarpermeabilitätserhöhung und kann somit die hämatogene Freisetzung anderer Mediatoren verstärken. Durch systemische oder auch spinale Gabe von Capsaicin, das zu einer signifikanten Verringerung von Substanz P im peripheren Nerv führt, konnte bereits bei 2 Tage alten Mäusen und Ratten eine leichte und bei 7 Tage alten Tieren eine ausgeprägte Verzögerung nozizeptiv vermittelter motorischer Reflexe auf Schmerzreize hervorgerufen werden (Gamse 1982). Daraus wurde geschlossen, daß bereits in der frühen Lebensphase eine signifikante Schmerzmodulation durch Substanz P peripher und zentral existiert. Abb. 3 zeigt einen Überblick über die neurophysiologischen Mechanismen der peripheren Nozizeption.

Da in der neonatalen Phase die Funktionsentwicklung der einzelnen Zellsysteme als weitgehend abgeschlossen gilt (Prechtl 1984), muß davon ausgegangen werden, daß die biochemischen Funktionsabläufe der peripheren Nozizeptorerregung durch Mediatoren ebenfalls stattfinden. Diesbezüglich liegen jedoch beim menschlichen Fetus oder Neugeborenen kaum direkte Nachweise vor (Fitzgerald 1991).

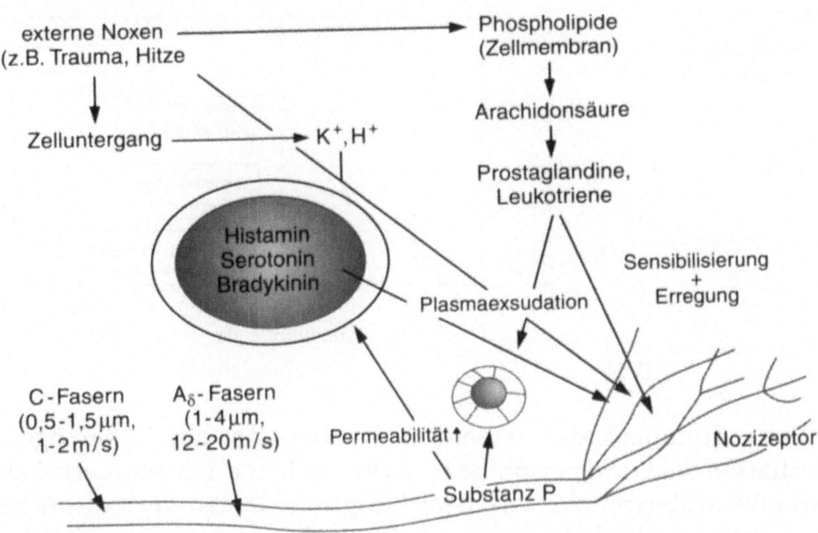

Abb. 3. Neurophysiologische Mechanismen der peripheren Nozizeption. (Mod. Nach Zimmermann 1984)

Abb. 4.
Entwicklung von
Hautnozizeptoren und
spinalem Hinterhorn

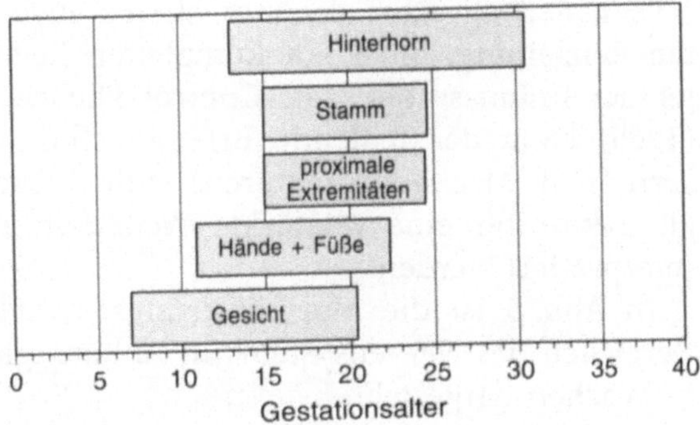

Die Innervation der Hautnozizeptoren entwickelt sich in verschiedenen Abschnitten des Körpers bereits ab der 7. Gestationswoche. Primär wird die Haut im Gesichtsbereich, dann die distalen Extremitäten, gefolgt von den proximalen Extremitäten und dem Körperstamm durch Nerveneinsprossung afferent versorgt. In der 24. Woche wird diese Einsprossung als nahezu abgeschlossen gesehen (Humphrey 1964; Valman u. Pearson 1980).

In Abb. 4 ist die Entwicklung der Hautnozizeptoren und des spinalen Hinterhornes in Abhängigkeit vom Gestationsalter in Wochen dargestellt.

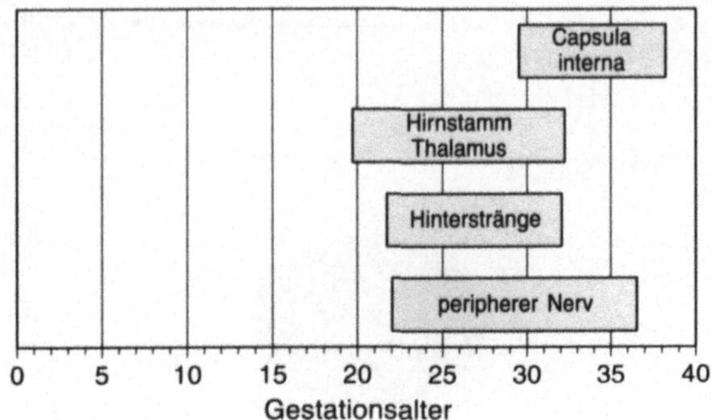

Abb. 5.
Entwicklung der
Myelinisierung

Dem Argument der fehlenden Nozizeption durch verzögerte Myelinisierung des peripheren Nervs und der Rückenmarksbahnen muß widersprochen werden: Ein großer Anteil der peripheren Nozizeptionsweiterleitung wird primär über die nichtmyelinisierten C-Fasern geleitet. Neuere Untersuchungen zeigen zudem, daß bereits von einem erheblichen Anteil von myelinisierten Fasern ausgegangen werden muß (Gilles et al. 1983). Die inkomplette Myelinisierung führt darüber hinaus auch nur zu einer verzögerten Reizleitung, nicht zur kompletten Reizleitungsaufhebung. Unter der Prämisse der Gate-Control-Theorie von Melzack und Wall (1965) kann der fehlende Erregungsfluß durch myelinisierte Fasern (z. B. Mechanorezeptoren) zum Rückenmarkhinterhorn auch als Faktor für eine verstärkte Weiterleitung nozizeptiver Impulse interpretiert werden.

In Abb. 5 ist die Myelinisierungsentwicklung in verschiedenen Bereichen des Nervensystems in Abhängigkeit vom Gestationsalter in Wochen dargestellt.

Spinales Schmerzsystem

Die myelinisierten A_δ-Nozizeptionsfasern und die unmyelinisierten C-Fasern erreichen über die Hinterwurzel der Spinalnerven und den Lissauer-Trakt das Rückenmarkhinterhorn. Die ersteren enden in Lamina I und II und in Lamina V, die zweiten überwiegend in Lamina I und II, z. T. jedoch auch in Lamina V. Hier erfolgt die erste weitere Umschaltung der Schmerzleitung. Die Entwicklung entsprechender Synapsensysteme und Verzweigung von spezifischen Dendritensystemen beginnt bereits in der 20. Gestationswoche (Okado 1981; Wozniak et al. 1960).

Die Reizweiterleitung erfolgt einerseits über spezifische nozizeptive Neurone (überwiegend in Lamina I und II), andererseits über unspezifischere multirezeptive Neurone („wide-dynamic range neurons", überwiegend in Lamina V). Aufgrund elektronenmikroskopischer und histoimmunochemischer Untersuchungen kann davon ausgegangen werden, daß sich diese Neuronensysteme zwischen der 14. und 30. Gestationswoche entwickeln (Rizvi et al. 1987).

Die Reizweiterleitung erfolgt über verschiedene Neurotransmittersysteme. Pronozizeptive Neurotransmitter der peripheren Nerven zu den spinalen Zellsystemen sind einerseits exzitatorische Aminosäuren wie Glutamat, Aspartat und Homozysteat, andererseits auch sog. Neuropeptide wie Substanz P, Neurokinin A und B und andere Tachykinine. Glutamat und Substanz P werden präsynaptisch in den Nervenendigungen der C-Fasern und A_δ-Fasern gespeichert und bei Nozizeptionsreiz freigesetzt. Es sind sowohl spezifische, ausschließlich Glutamat oder Substanz P enthaltende Fasern als auch gemischte präsynaptische Systeme nachgewiesen worden (Tölle et al. 1991).

Die exzitatorischen Aminosäuren reagieren als schnell überleitendes System an NMDA- und AMPA-Rezeptoren über Veränderung von Ca-Ionenkanälen im Sinne einer Depolarisation der spinalen Transmitterzellen. Intrazellulär erfolgt eine Aktivierung von Protoonkogenen wie c-Fos, c-Jun oder Jun D, welche die Transkription der Zellkerne mit Änderung der Genexpression im Sinne einer neurogenetischen Plastizität mitkontrollieren. Durch NMDA-Aktivierung kann es zu einer langzeitigen Aktivierung und Modulation des spinalen Schmerzsystems kommen. Aufgrund neuerer tierexperimenteller Untersuchungen im Langzeitversuch chronischer Schmerzen (Zimmermann 1995) ergeben sich bezüglich der Aktivierung und Deaktivierung spinaler Nozizeptionstransmitter signifikante Unterschiede zwischen chronischen neuropathischen und nozizeptiven Schmerzen. Nach peripherer Nervendurchtrennung als Modell des neuropathischen Schmerzes kam es zur Konzentrationsverminderung von Substanz P und CGRP bei gleichzeitiger Aktivierung von Galanin, VIP und NO in den Spinalneuronen und Verschiebung der Opioiddosiswirkkurven nach rechts zu höheren Konzentrationen. Bei chronisch entzündlichen Schmerzen hingegen kam es sowohl zur Aktivierung des endogenen Opioidsystems als auch der meisten pronozizeptiven Neurotransmitter. Diese Ergebnisse sind jedoch zunächst nur bei ausgewachsenen

Tieren erhoben worden und lassen somit vorerst noch keinen Rückschluß auf die perinatalen Verhältnisse zu.

Die Erregung durch Substanz P erfolgt zeitlich etwas später als das Tachykininsystem. Unklar scheint dabei bislang zu sein, ob die Substanz dabei permissiv die vorherige Aktivierung durch andere Systeme benötigt. Die gleichzeitige Erregung von mehreren Systemen u. a. auch durch Calcitonin-gene-related-Protein (CGRP) scheint zu Bahnungs- und Potenzierungseffekten zu führen (Wilcox 1991).

Präsynaptisch erfolgt eine Inhibition über verschiedene andere Neurotransmitter wie GABA, Enzephaline, Dynorphin und auch den Transmittern der deszendierenden antinozizeptiven Bahnen (Noradrenalin und Serotonin).

Postsynaptisch hemmende Neurotransmitter sind z. B. Cholezystokinin, Somatostatin, Noradrenalin, Azetylcholin, Adenosin und v. a. auch Endorphine, Enkephaline und Dynorphin, die sich an Opiatrezeptoren binden.

Substanz P und entsprechende Rezeptoren sind bereits im Hinterhorn und im Spinalganglion ab der 16. Gestationswoche nachgewiesen worden (Charnay et al. 1983). Enkephalin als inhibitorischer Neurotransmitter der Nozizeption wurde spinal jedoch erst ab der 24. Gestationswoche nachgewiesen (Charnay et al. 1984). Bei tierexperimentellen Untersuchungen sind auch z. T. höhere Konzentrationen von Substanz P als bei ausgewachsenen Tieren gemessen worden (Narumi u. Fujita 1978). CGRP konnte die durch exzitatorische Aminosäuren ausgelöste spinale Aktivierung der Nozizeptoren im Tierexperiment neonatal potenzieren (Ryu et al. 1988)

Endorphinerge Zellen sind in der Hypophyse ab der 15. Gestationswoche gesehen worden (Bègeot et al. 1979). Die β-Endorphinsekretion kann sogar neonatal höher als beim Erwachsenen sein (Vuolteenaho et al. 1983). Die Plasma- und Liquorspiegel von β-Endorphin und β-Lipotropin steigen sowohl fetal als auch maternal zum Geburtstermin signifikant an (Csontos et al. 1979; Facchinetti et al. 1986; Wardlaw et al. 1979). Die Konzentrationen korrelieren beim Fetus negativ zu Blut-pH und pO_2 sowie positiv zu pCO_2 im Umbilikalarterienblut, Geburtsstreßfaktoren und Entbindungsmodus (Pohjavuori et al. 1986; Ruth et al. 1986; Sankaran et al. 1986; Wardlaw et al. 1979). Dabei handelt es sich jedoch nicht um eine maternale plazentare Übertragung auf den Fetus, sondern dieser synthetisiert selbst (Zivny et al. 1986). Bereits in dieser Entwicklungsphase bestehen die Möglichkeiten zur differenzierten Regulation des Opioidsystems. So wurden bei Neugeborenen, deren Mütter opioidabhängig waren, bis zu 1000mal höhere Plasmaspiegel von β-Lipotropin, β-Endorphin und Metenkephalin als beim Erwachsenen in Ruhe gemessen (Panerai et al. 1983), die bis zu 40 Tage persistieren können. Bei längerfristiger Therapie von Neonaten im Rahmen einer intensivmedizinischen Analgosedierung mittels kontinuierlicher Gabe von Fentanyl sind u. a. auch Abhängigkeits- und Toleranzphänomene beschrieben worden (Arnold et al. 1990).

Die biologische Funktion dieser Reaktionen ist bislang nicht vollständig geklärt, da diese nicht nur durch algetische Reize hervorgerufen werden, sondern auch als allgemeine Reaktion auf streßauslösende Ereignisse bewertet werden müssen. Trotz der signifikant erhöhten Konzentrationen der Endorphine in Blut und Liquor reichen diese jedoch nicht aus, um eine ausreichende Analgesie bei stärkeren Schmerzreizen zu gewährleisten (Foley et al. 1979).

Auf spinaler Ebene erfolgt auch bereits eine Verknüpfung zu motorischen und vegetativen Neuronen, deren Reaktionen als Schutzreflexe imponieren können. Es wird eine Konvergenz auf Interneurone angenommen, die mit motorischen Vorderhornneuronen verschaltet sind und diese erregen können. Bei Neugeborenen wurden im Zusammenhang mit diagnostisch hervorgerufenen Schmerzreizen (z. B. Blutabnahmen) sowohl ungerichtete allgemeine Körperbewegungen gesehen (McGraw 1943; Johnston u. Strada 1986), die über zentrale Bewegungszentren gesteuert sind, als auch z. T. gerichtete Abwehrbewegungen der Extremitäten beobachtet (Franck 1986; Owens u. Todt 1984). Die ipsilaterale motorische Antwort zeigte dabei eine kürzere Latenzzeit und die motorischen Antwortzeiten waren bei Schmerzreizwiederholung verkürzt. Dies wurde von den Untersuchern als Sensitationsphänomen durch Schmerzreize interpretiert. Reizschwellenmessungen des kutanen Beugereflexes in Abhängigkeit vom Gestationsalter (Andrews u. Fitzgerald 1994) zeigten von der 27. bis zur 37. Gestationswoche eine signifikante Erniedrigung gegenüber den Werten nach der 37. Woche bzw. den Werten bei älteren Kindern oder Erwachsenen. Die Werte lagen auf dem Niveau von Erwachsenen mit Schädigung des Spinalsystems und wurden von den Autoren als Ausdruck der fehlenden zentralen antinozizeptiven Kontrolle (s. Abschn. „Deszendierende zentrale Bahnen und zentrales Opioidsystem") interpretiert.

Aszendierende Schmerzbahnen und zentrales Schmerzsystem

Der überwiegende Anteil der Nozizeptionsinformation wird kontralateral über den Tractus spinothalamicus (Tractus neospinothalamicus und Tractus paleospinothalamicus) und den Tractus spinomesencephalicus zentral weitergeleitet. Diese befinden sich im Vorderseitenstrang des Rückenmarks. Die Reizinformation gelangt zunächst in medulläre Zentren, über den Tractus spinoreticularis zur Formatio reticularis, zum Hypothalamus und Thalamus. Von hier erfolgen vielfältige weitere Umschaltungen zum Pallidum, zur Substantia nigra, zum Corpus striatum, zum limbischen System und letztlich auch zum somatosensiblen Kortex. Ein Anteil der Schmerzinformation soll auch über ipsilaterale Bahnen zentralwärts geleitet werden (z. B. Tractus spinocervicalis, Hinterstränge).

Die Myelinisierung dieser Systeme beginnt im Hirnstamm und Thalamus ca. in der 20. Gestationswoche, im Bereich der Hinterstränge ab der 23. Woche und im Bereich der Capsula interna ab der 30. Gestationswoche (Gilles et al. 1983).

Die Entwicklung des Neokortex und der thalamokortikalen Bahnen ist bereits früher in der 8.–24. Gestationswoche abgeschlossen (Marin-Padilla 1983). Eine entsprechende Dendritenverzweigung und Synapsenverbindung erfolgt erst später ab der 20. Woche (Rakic u. Goldmann-Rakic 1982). Ab der 20. Woche soll der Kortex auch die volle Zahl seiner Neurone besitzen (Marin-Padilla 1983). Die Entwicklung der zentralen neuronalen Strukturen wird in Abb. 6 dargestellt.

Abb. 6.
Entwicklung der
zentralen neuronalen
Strukturen

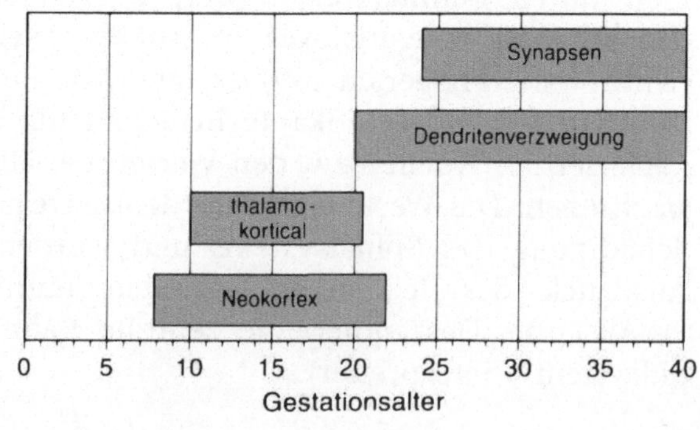

Erste vereinzelte EEG-Potentiale sind beim humanen Fetus ab der 10. Gestationswoche, synchronisierte Potentiale bilateral ab der 24. Woche, Schlaf-Wach-Potentiale ab der 30. Woche und visuell oder akustisch evozierte EEG-Potentiale ab der 28.–30. Woche ableitbar (Torres u. Anderson 1985).

Deszendierende zentrale Bahnen und zentrales Opioidsystem

Die spinale Reizverarbeitung nozizeptiver Impulse unterliegt u. a. auch der Kontrolle supraspinaler Zentren. Über den Tractus corticospinalis und den Tractus reticulospinalis werden deszendierende Impulse aus dem Kortex, dem Dienzephalon, dem periaquäduktalen Grau, dem Nucleus raphe magnus und der Formatio reticularis zum Hinterhorn geleitet. Durch entsprechende Reizung dieser Zentren und Bahnen kann auf spinaler Ebene eine Hemmung nozizeptiver Leitung erfolgen. Die supraspinale Kontrolle dieser Systeme soll nach heutigen Vorstellungen überwiegend durch Opioidrezeptoren vermittelt sein.

Auf die Nachweise von Endorphinen beim Fetus in Blut und Liquor wurde bereits im Abschnitt Spinales Schmerzsystem eingegangen. Es gibt tierexperimentell Hinweise, daß in der perinatalen Phase die zentralen Opiatrezeptoren hinsichtlich ihrer Subspezifizierung anders als beim Erwachsenen verteilt sind. In dieser Phase sollen Rezeptoren (μ_1), über die eher analgetische Effekte stärker vermittelt werden, in geringerer Dichte und mit niedrigerer Affinität existieren als Rezeptoren (μ_2), die eher Atemdepression hervorrufen und höhere Affinität zum Liganden besitzen (Leslie et al. 1982; Zhang u. Pasternak 1980, 1981; Zimmermann 1988). Dies könnte neben pharmakokinetischen Aspekten (z. B. hepatische Metabolisation) die erhöhte Empfindlichkeit der Neonaten und Säuglinge bezüglich atemdepressiver Effekte der Opioide erklären.

Als Neurotransmitter der deszendierenden Bahnen gelten 5-Hydroxitryptamin und Noradrenalin. Diese sind jedoch zentral und spinal erst ab der 34. (Noradrenalin) bzw. ab der 40. Gestationswoche (Serotonin) nachgewiesen worden, so daß von einer verzögerten Entwicklung der zentralen deszendierenden antinozizeptiven Systeme ausgegangen wird (Bregmann 1987; Fitzgerald u. Koltzenburg 1986; Marti et al. 1987; Martin et al. 1987).

Bei malignombedingtem Ausfall spezieller zentraler Bahnen im Bereich des inhibitorischen zentralen Systems des periaquäduktalen Grau ist bei einem Kind im Alter von 4 Monaten bereits ein exzessiv erhöhter Opiatbedarf von bis zu 64.320 mg täglich zur adäquaten Schmerzkontrolle beschrieben worden (Collins et al. 1995).

Neurohumorale Algesiereaktionen

Als Reaktion des unreifen und reifen Neugeborenen auf perioperativen Streß und Algesie sind verschiedene Phänomene beschrieben worden, die kurz zusammengefaßt werden. Es sind u. a. eine Erhöhung der Plasmakatecholamine, des Glukagon, des Kortisol, des Aldosteron und eine erniedrigte Insulinfreisetzung beschrieben worden, wie sie auch beim Erwachsenen im Postaggressionsstoffwechsel auftreten (Anand et al. 1985; Greisen et al. 1985; Gunnar et al. 1981). Auch die entsprechenden Effektorsysteme reagieren mit. So sind perioperativ Anstiege von Glukose, Laktat, Pyruvat, Fettsäuren und Ketonen mit Abfall der Blutaminosäuren gemessen worden (Anand et al. 1985, 1987; Pinter 1973).

Entsprechend der Aktivierung des sympathischen Nervensystems auf humoraler und neurogener Basis sind ein Anstieg der Herzfrequenz und des Blutdruckes und eine erhöhte Schweißsekretion als Folge von größerer Schmerzbelastung beobachtet worden (Field u. Goldson 1984; Williamson u. Williamson 1983).

In Untersuchungen sowohl bei frühgeborenen als auch reifen Neonaten konnten Craig et. al. (1993) bei geringen Schmerzreizen wie der kapillären Blutabnahme jedoch in der Gruppe der Frühgeborenen lediglich signifikante Veränderungen der Herzfrequenz als Veränderung physiologischer Parameter feststellen. In umfangreichen Videofilmstudien konnten jedoch in beiden Gruppen spezifische Bewegungsveränderungen als Ausdruck von Schmerzreaktionen identifiziert werden, wobei der Gesichtsausdruck die höchste Spezifität aufwies. Bei nicht ausreichender intraoperativer Analgesie sind auch Abfälle der arteriellen O_2-Sättigung gemessen worden, die bei adäquater Analgesie nicht auftraten (Maxwell et al. 1987). Durch entsprechende Narkoseführung (z. B. Gabe von Opioiden, tiefe Halothannarkose) lassen sich die streß- und algesievermittelten neurohumoralen Reaktionen begrenzen, und es gibt auch Hinweise, daß die peri- und postoperativen Ergebnisse hierdurch positiv beeinflußt werden können (Anand et al. 1987, 1988).

Schmerzgedächtnis

Aufgrund neuerer Untersuchungen sind z. T. auch bereits in der perinatalen Phase eindrucksvolle mnestische Funktionen und Konditionierungen beschrieben worden (DeCasper u. Fifer 1980; Humphrey 1964). Aufgrund dieser Ergebnisse wird u. a. auch ein Schmerzgedächtnis bereits bei Feten und Neugeborenen, welches früher ausgeschlossen wurde (Levy 1960), in Verbindung mit einem „rudimentären" Schmerzbewußtsein und dessen nachteilige Folgen für die weitere Entwicklung diskutiert (Anand et al. 1987; Zimmermann 1991).

Zusammenfassung

Aufgrund der heutigen Kenntnisse über das Schmerzsystem besteht ausreichende Evidenz, daß wesentliche Entwicklungen des Schmerzsystems bereits in der fetalen Phase stattfinden und perinatal ein hochentwickeltes Nozizeptionssystem existiert. Dies betrifft sowohl die Mechanismen der peripheren Reizleitung als auch die spinale Umschaltung und Weiterleitung zu zentralen Bahnen. Im Bereich der deszendieren antinozeptiven Schmerzkontrolle findet die Entwicklung dieses Systems verzögert statt. Das reife und auch das unreife Neugeborene reagiert auch bereits mit entsprechenden neurohumoralen Veränderungen, die durch adäquate Analgesie und Anästhesie positiv beeinflußt werden können. Perinatale Lernvorgänge durch Schmerzreize, Schmerzgedächtnis und rudimentäres Schmerzbewußtsein werden in der heutigen Literatur diskutiert. Diese Erkenntnisse müssen beim therapeutischen Umgang mit Kindern dieser Entwicklungs- und Altersstufe in Zusammenhang mit algetischen Reizen Beachtung finden, um eine adäquate Analgesie wie beim Erwachsenen gewährleisten zu können.

Literatur

Anand KJ, Hickey MD (1992) Halothane-morphine compared with high dose sufentanil for anaesthesia and postopertive analgesia in neonatal cardiac surgery. N Engl J Med 326: 1–9

Anand KJ, Brown MJ, Bloom SR, Aynsley-Green A (1985) Studies on the hormonal regulation of fuel metabolism in the human newborn infant undergoing anaesthesia and surgery. Horm Res 22: 115–128

Anand KJ, Sipell WG, Schofield NM, Aynsley-Green A (1988) Does halothane anaestehesia decrease the metabolic and endocrine stress responses of newborn infants undergoing operation. Br Med J Clin Res 296 (6623): 668–672

Anand KJS, Sippel WG, Aynsley-Green A (1987) Randomised trial of fentanyl anaesthesia in preterm babies undergoing surgery: effects on the stress response. Lancet 1: 62–66

Anand KJS, Aynsley-Green A (1988) Measuring the severity of surgical stress in newborn infants. J Pediatr Surg 23 (4): 297–305

Anand KJS, Phil D, Hickey MD (1987) Pain and its effects in the human neonate and fetus. N Engl J Med 317: 1321–1329

Andrews K, Fitzgerald M (1994) Factors contributing to the properties of the cutaneous withdrawal reflex in human neonates. In: Gebhart GF, Hammond DL, Jensen TS (eds) Proceedings of the 7th World Congress on Pain. IASP Press, Seattle (Progress in pain research and management, vol 2, pp 885–894)

Arnold JH, Truog RD, Orav EJ, Scavone JM, Hershenson MB (1990) Tolerance and dependence in neonates sedated with fentanyl during extracorporal membrane oxygenation. Anesthesiology 73: 1136–1140

Barr RG (1989) Pain in children. In: Wall PD, Melzack R (eds) Textbook of pain, 2nd edn. Churchill Livingstone, Edingburgh London, pp 568–588

Bégeot M, Dubois MP, Dubois PM (1979) Immunologic localisation of α- and β-endorphins and α-lipotropin in corticotropic cells of the normal and anencephalic fetal pituitaries. Cell Tissue Res 204: 37–51

Bondy AS (1980) Infancy. In: Gabel S, Erickson MT (eds) Child development and developmental disabilities. Little Brown, Boston, pp 3–19

Bregmann BS (1987) Development of serotonin immunoreactivity in the rat spinal cord and its plasticity after neonatal spinal cord lesions. Dev Brain Res 34: 245–263

Brune K (1984) Peripher wirkende Analgetika. In: Zimmermann M, Handwerker HO (Hrsg) Schmerz – Konzepte und ärztliches Handeln. Springer, Berlin Heidelberg New York Tokio, S 44–60

Charnay Y, Paulin C, Chayvialle J, Dubois P (1984) Distribution of substance P like immunoreactivity in the spinal cord and dorsal root ganglia of the human fetus and infant. Neuroscience 10: 41–55

Charnay Y, Paulin C, Dray F, Dubois PM (1983) Distribution of enkephalin in human foetus and infant spinal cord: an immunofluorescence study. J Comp Neurol 223: 415–423

Collins JJ, Berde CB, Grier HE, Nachmanoff DB, Kinney HC (1995) Massive opioid resistance in an infant with a localized metastasis to the midbrain periaqueductal gray. Pain 63: 271–275

Craig KD, Whitfield MF, Grunau RVE, Linton J, Hadjistavropoulos HD (1993) Pain in the preterm neonate: behavioural and physiological indices. Pain 52: 287–299

Csontos K, Rust M, Hollt V, Kromer W, Teschemacher HJ (1979) Elevated plasma beta-endorphin levels in pregnant women and their neonates. Life Science 25/10: 835–844

DeCasper AJ, Fifer WP (1980) Of human bonding: newborns prefer their mothers' voices. Science 208: 1174–1176

Droste HJ (1992) Neurophysiologische Grundlagen der Schmerzperzeption bei Feten und Säuglingen. Kinderarzt 23: 371–377

Droste HJ, Büttner W (1992) Schmerzphysiologie bei Säuglingen und Kleinkindern. Kindheit Entwicklung 1: 6–12

Facchinetti F, Bagnoli F, Sardelli S, Petraglia F, De-Leo V, Bracci R, Genazzani AR (1986) Plasma opioids in the newborn in relation to the mode of delivery. Gynecol Obstet Invest 21: 6–11

Field T, Goldson E (1984) Pacifying effects of nutritive sucking on term and preterm neonates during heelstick procedures. Pediatrics 74: 1012–1015

Fitzgerald M (1991) The developmental biology of pain. In: Bond MR, Charlton JE, Woolf CJ (eds), Proceedings of the VIth World Congress on Pain. Elsevier, Amsterdam New York, pp 253–261

Fitzgerald M, Koltzenburg M (1986) The functional development of descending pathways in the dorsolateral funiculous of the newborn rat spinal cord. Brain Res 389: 261–270

Foley KM, Kourides IA, Inturrisi C (1979) β-endorphin: analgesic and hormonal effects in humans. Proc Natl Acad Sci 76: 5377–5381

Franck LS (1986) A new method to quantitatively describe pain behaviour in infants. Nurs Res 35: 28–31

Gamse R (1982) Capsaicin and nociception in the rat and mouse. Possible role of substance P. Naunyn-Schmiedbergs Arch Pharmacol 320: 205–216

Gilles FJ, Shankle W, Dooling E (1983) Myelinated tracts: growth patterns. In: Gilles FH, Leviton A, Dooling EC (eds) The developing human brain: growth and epidemiologic neuropathology. John Wright, Boston, pp 117–183

Greisen G, Frederiksen PS, Hertel J, Christensen NJ (1985) Catecholamine response to chest physiotherapy and endotracheal suctioning in preterm infants. Acta Paediatr Scand 74: 525–529

Gunnar MR, Fisch RO, Korsvik S, Donhowe JM (1981) The effects of circumcision on serum cortisol and behavior. Psychoneuroendocrinology 6: 269–275

Humphrey T (1964) Some correlations between the appearance of the human fetal reflexes and the development of the nervous system. Prog Brain Res 4: 93–135

Johnston CC, Strada ME (1986) Acute pain response in infants: a multidimensional description. Pain 23: 373–382

Leslie FM, Tso S, Harlbutt DE (1982) Differential appearance of opiate receptor subtypes in neonatal rat brain. Life Sci 31: 1393–1396

Levy DM (1960) The infant's earliest memory of inoculation: a contribution to public health procedures. J Gen Psychol 96: 3–46

Marin-Padilla M (1983) Structional organisation of the human cerebral cortex prior to the appearance of the cortical plate. Anat Embryol 168: 21–40

Marti E, Gibson SJ, Polak JM et al. (1987) Ontogeny of peptide and amino-containing neurons in motor, sensory and autonomic regions of rat and human spinal cord. J Comp Neurol 266: 332–359

Martin GF, Cabana T, Hazlett JC, Ho R, Waltzer, R (1987) Development of brainstem and cerebellar projections to the diencephalon with notes on the thalomocortical projections: studies in the North American opossum. J Comp Neurol 260: 186–200

Mather L, Mackie J (1983) The incidence of post-operative pain in children. Pain 15: 271–282

Maxwell LG, Yaster M, Wetzel RC, Niebyl JR (1987) Penile nerve block for newborn circumcision. Obstet Gynaecol 70: 415–419

McGrath P, Hillier LM (1989) The enigma of pain in children: An overview. Pediatrician 16: 6–15

McGraw MD (1943) The neuromuscular maturation of the human infant, Columbia Univ Press, New York, pp 6–15

Melzack R, Wall PD (1965) Pain mechanisms: A new theory. Science 150: 971–978

Meier H (ed) (1987) Analgesie bei Kindern. Perimed, Erlangen

Merskey H (1970) On the development of pain. Headache 10: 116–123

Narumi S, Fujita T (1978) Stimulatory effects of substance P and nerve growth factor (NGF) on neurite outgrowth in embryonic chick dorsal root ganglia. Neuropharmacology 17: 73–76

Okado N (1981) Onset of synapse formation in the human spinal cord. J Comp Neurol 201: 211–219

Owens ME, Todt EH (1984) Pain in infancy: Neonatal reaction to a heel lance. Pain 20: 77–86

Owens ME (1984) Pain in Infancy: Conceptual and methodological issues. Pain 20: 213–230

Panerai AE, Martini A, Di Giulio A et al. (1983) Plasma β-endorphin, β-lipotropin, and met-enkephalin concentrations during pregnancy in normal and drug-addicted women and their newborn. J Clin Endocrinol Metab 57: 537–543

Pinter A (1973) The metabolic effects of anaesthesia and surgery in the newborn infant: changes in the blood levels of glucose, plasma free fatty acids, a amino-nitrogen, plasma amino-acid ratio and lactate in the neonate. Z Kinderchir 12: 149–162

Pohjavuori M, Rovamo L, Laatikainen T, Kariniemi V, Pettersson J (1986) Stress of delivery and plasma endorphins and catecholamines in the newborn infant. Biol Res Pregnancy Perinatol 7: 1–5

Porter F (1989) Pain in the newborn. Clin Perinatol 16: 549–564

Prechtl HFR (ed) (1984) Continuity of neural functions from prenatal to postnatal life. Blackwell, Oxford

Purcell-Jones G, Dormon F, Summer E (1988) Paediatric anaesthesist's perceptions of neonatal and infant pain. Pain 33: 181–187

Rakic P, Goldmann-Rakic PS (1982) Development and modifiability of the cerebral cortex: early developmental effects: cell lineages, acquisition of neuronal positions, and areal and laminar development. Neurosci Res Prog Bull 20: 433–451

Rizvi T, Wadhwa S, Bijlani V (1987) Development of spinal substrate for nociception. Pain 4 (Suppl): 195

Ruth V, Pohjavuori M, Rovamo L, Salminen K, Laatikainen, T. (1986) Plasma beta-endorphin in perinatal asphyxia and respiratory difficulties in newborn infants. Pediatr Res 20: 577–580

Ryu PD, Gerber G, Murase K, Randic M (1988) Calcitonin gene-related peptide enhances calcium current of rat dorsal root ganglion neurons and spinal excitatory synaptic transmission. Neurosci Letters 89: 305–312

Sankaran K, Hindmarsh W, Wallace SM, McKay RJ, O'Donnell M (1986) Cerebrospinal fluid and plasma beta-endorphin concentrations in prolonged infant apnea (near-miss sudden infant death syndrome). Dev Pharmacol Ther 9: 224–230

Shearer MH (1986) Surgery on the paralysed, unanesthetized newborn. Birth 13: 79

Tilney F, Rosett J (1931) The value of brain lipoids as an index of brain development. Bull Neurol Inst N Y 1: 28–71

Tölle TR, Castro-Lopez JM, Evan G, Zieglgänsberger W (1991) C-fos induction in the spinal cord following noxious stimulation: prevention by opiates but not by NMDA antagonists. In: Bond MR, Charlton JE, Woolf CJ (eds) Proceedings of the VIth World Congress on Pain. Elsevier, Amsterdam New York, pp 299–305

Torres F, Anderson C (1985) The normal EEG of the human newborn. J Clin Neurophysiol 2: 89–103

Valman HB, Pearson J (1980) What the fetus feels. Br Med J 21: 233–234

Vuolteenaho O, Leppäluoto J, Höyhtyä M, Hirvonen J (1983) β-endorphin-like peptides in autopsy pituitaries from adults, neonates and foetuses. Acta Endocrinol 102: 27–34

Wardlaw SL, Stark RI, Baxi L, Frantz AG (1979) Plasma β-endorphin and β-lipotropin in the human fetus at delivery: correlation with arterial pH and pO_2. J Clin Endocrinol Metab 49: 881–891

Wilcox GL (1991) Excitatory neurotransmitters and pain. In: Bond MR, Charlton JE, Woolf CJ (eds) Proceedings of the VIth World Congress on Pain. Elsevier, Amsterdam New York, pp 97–117

Williamson PS, Williamson ML (1983) Physiologic stress reduction by a local anaesthetic during newborn circumcision. Pediatrics 71: 36–40

Wozniak W, O'Rahilly R, Olszewska B (1980) The fine structure of the spinal cord in human embryos and early fetuses. J Hirnforsch 21: 101–124

Zhang AZ, Pasternak GW (1980) μ- and δ-opiate receptors: correlation with high and low affinity opiate binding sites. Eur J Pharmcol 67: 323–324

Zhang AZ, Pasternak GW (1981) Ontogeny of opioid pharmacology and receptors: high and low affinity site differences. Eur J Pharmacol 73: 29–40

Zimmermann M (1984) Physiologie von Nozizeption und Schmerz. In: Zimmermann M, Handwerker HO (Hrsg) Schmerz – Konzepte und ärztliches Handeln. Springer, Berlin Heidelberg New York Tokio, S 1–43

Zimmermann M (1988) Neuro- und Psychophysiologie des Schmerzes bei Kindern. In: Weinmann HM (Hrsg) Aktuelle Neuropädiatrie. Springer, Berlin Heidelberg New York Tokio, S 5–13

Zimmermann M (1991) Zur Frage der Schmerzempfindlichkeit des Feten: Neuro-, psycho- und verhaltensphysiologische Aspekte. Schmerz 5: 122–130

Zimmermann M (1995) Plastizität des Nervensystems als Mechanismen für Chronifizierung. Schmerz 9 (Suppl 1): 16

Zivny J, Kobilkova J, Vorlicek F, Bendl J, Zapadlo M (1986) Plasma β-endor-
phin-like immunoreactivity during pregnancy, parturition, puerperium
and in newborn. Acta Obstet Gynecol Scand 65: 129–131

Diskussion *zu Beitrag Droste*

■ **Frage:** Wie werden Nozizeptorreizschwellen bei Neonaten gemessen?

■ **Antwort:** Mit Druckalgesiometrie und Reflexbeobachtung. Dies ist natürlich teilweise ein Interpretationsproblem, weil gleichzeitig Mechanorezeptoren gereizt werden. Man geht davon aus, daß entsprechende Reize beim Erwachsenen bereits schmerzhaft sind. Bei einer Videoaufzeichnung dieser Untersuchungen wurden nozizeptive und nichtnozizeptive Reize gesetzt und das Verhalten der Kinder gefilmt. Die Videos wurden verschiedenen trainierten Beobachtern vorgeführt, die entscheiden sollten, ob ein Verhalten Ausdruck eines Schmerzempfindens war. Diese beiden Verfahren korrelieren sehr eng miteinander.

■ **Frage:** Was weiß man über die Entwicklung der endogenen Opioidrezeptoren?

■ **Antwort:** Sie sind wie die Transmitter bereits ab der 25–30 SSW nachgewiesen, allerdings nicht beim Menschen, sondern beim Primaten.

■ **Frage:** Könnte die im Vergleich zum Erwachsenen 5fach höhere Endorphinkonzentration im Umbilikalblut nicht Ausdruck eines Nachhinkens der Entwicklung der Neurotransmittersysteme sein?

■ **Antwort:** Der Anstieg von Endorphin und β-Lipotrophin ist möglicherweise Antwort auf den Geburtsstreß. Ob ein Zusammenhang mit dem Neurotransmittersystem besteht, ist offen.

■ **Frage:** Sehen Sie eine gewandelte Bedeutung für Ketamin in der Kinderanästhesie im Hinblick auf die neuen Erkenntnisse über NMDA-Rezeptoren?

■ **Antwort:** Möglicherweise. Ich glaube aber, daß das Opioidsystem aufgrund der besseren Steuerbarkeit eine bedeutendere Rolle spielt. Die Industrie hat sich dem NMDA-Rezeptor wieder vermehrt zugewendet und entwickelt neue Blocker. Dabei werden NMDA-blockierende Medikamente, die z. T. seit Jahren auf dem Markt sind, vermehrt zur Analgesie klinisch propagiert. Der Einsatz solcher Substanzen führt zu einem pronozizeptiven Schutz der neurogenen Systeme. Diese Untersuchungen gibt es aber nur im Zusammenhang mit Narkosen, da die Ergebnisse bei neuropathischen Schmerzen wie der postzosterischen Neuralgie mit Ketamin eher enttäuschend waren. Zwar war die Analgesie zufriedenstellend, die NW wurden aber nicht toleriert. Entscheidend ist die Anwendung vor Aktivierung der nozizeptiven Systeme (präemptiv), da man nach einer Aktivierung die gleiche Analgesiequalität nicht mehr erreicht. Eine längerfristige Aktivierung kann am besten durch eine Regionalanästhesie unterbunden werden, da sie das System vor der Neurotransmission blockiert.

■ **Frage:** Sollte man also v. a. bei größeren Eingriffen bereits präoperativ mit der Regionalanästhesie oder einem effektiven Analgetikum, und das ist sicher nicht Paracetamol, beginnen?

■ **Antwort** Ja.

■ **Frage:** Reicht hierzu das zur Intubation gegebene Opioid?

■ **Antwort:** Zur Intubation: Ja. Bei längeren Eingriffen kommt es nach Abklingen der Opioidwirkung zur Reaktivierung der Transmittersysteme. Daher ist ein Aufrechterhalten der Opioidspiegel während des gesamten Eingriffes nötig. Anand u. Hickey (1992) haben dazu gezeigt, daß in der Kardiochirurgie zu flache Narkosen mit geringen Opioidmengen zu einem schlechteren Outcome führen. Wir wissen allerdings nicht, ob dies auch für andere Eingriffe gilt. Beim Erwachsenen führt eine nichtsuffiziente intraoperative Analgesie zu einem höheren postoperativen Analgetikabedarf.

■ **Frage:** Säuglinge benötigen bezogen auf das Körpergewicht mehr Fentanyl als Erwachsene. Warum ist das so?

■ **Antwort:** Das hängt auch vom Verteilungsvolumen ab.

■ **Frage:** Die Opioidempfindlichkeit ist aber doch jedenfalls nicht größer?

■ **Antwort:** Bezüglich der Atemdepression vielleicht. Es gibt sicherlich bei entsprechendem Monitoring keinen vernünftigen Grund, auf Opioide zu verzichten.

■ **Frage:** Gibt es wirklich einen stichhaltigen Nachweis für eine Bedeutung der präemptiven Analgesie im perioperativen Geschehen? Studien, die den postoperativen Analgesiebedarf mit PCA ermittelten, konnten dies ja nicht feststellen. Dies soll allerdings nicht den Wert intraoperativer Opiatgaben in Frage stellen.

■ **Antwort:** Es ist wahrscheinlich; die entsprechenden Untersuchungen kranken aber an kleinen Fallzahlen. Gerade bei der Untersuchung von Phantomschmerzen ließ sich die Effektivität beweisen. Die Analgetikagabe muß allerdings auch postoperativ über mehrere Tage fortgesetzt werden.

■ **Frage:** Spielt die Modulation der GABA-Rezeptoren eine quantitative Rolle bei der Analgesie? Könnten damit Opioide eingespart werden?

■ **Antwort:** Dazu liegen keine Untersuchungen vor. Es gibt aber Befunde zu Midazolam. Hier wurden anders als bei Diazepam analgetische Effekte im GABA-System nachgewiesen. Dies könnte zu einer Neubewertung der Midazolamprämedikation führen. Seit einigen Jahren gibt es Flupirtin, das auch über das GABAerge System wirken soll und auch myotonolytische Effekte hat. Ob man damit Opioide einsparen kann, ist nicht bekannt.

■ **Frage:** Midazolam hat ja auch einen analgesieverbessernden Effekt bei periduraler Anwendung. Ist dies ein sinnvolles Konzept?

■ **Antwort:** Hierbei ist wohl die rektale, orale oder intravenöse Gabe vorzuziehen. Peridural stehen Lokalanästhetika kombiniert mit Opioiden zur Verfügung.

■ **Frage:** Ist bei intrauterinen Eingriffen an Feten eine Analgesie erforderlich und wie ist das praktische Vorgehen?

■ **Antwort:** Bei mütterlicher Allgemeinanästhesie dürfte der ältere Fetus ausreichend abgeschirmt sein. Dies ist bei regionalen Verfahren nicht der Fall, die daher für solche Eingriffe nicht geeignet sind.

■ **Frage:** Sehen Sie einen methodischen Weg, die Distanz zwischen analgetischer und atemdepressiver Wirkung zu vergrößern?

■ **Antwort:** Da beide Wirkungen über den μ_1-Rezeptor vermittelt werden, ist dieses Dilemma nicht zu vermeiden. Partielle Agonisten haben leider mehr andere Nebenwirkungen und bewirken eine schlechtere Analgesie.

Patientenkontrollierte Analgesie (PCA) beim Kind

M.-L. Rieberer, R. Gössler, A. Stockenhuber

Für Kinder zählen Schmerzen, die sie bei operativen Eingriffen, nach einem Trauma oder im Rahmen einer Allgemeinerkrankung erleiden müssen, oft zu den schlimmsten Erfahrungen im Krankenhaus. Dazu kommt, daß auch therapeutische Maßnahmen wie Blutabnahmen, Liquor- oder Knochenmarkpunktionen häufig ohne Analgesie durchgeführt werden. Unkenntnis, fehlende Grundlagenforschung und der Umstand, daß Kleinkinder ihre Schmerzen nicht mit Worten beschreiben können, sind die Erklärung für die weitverbreitete Ignoranz kindlicher Schmerzzustände. Erst durch die Arbeiten von Anand [1, 2], der zeigen konnte, daß schon Frühgeborene und Säuglinge über ein gut entwickeltes Schmerzleitungs- und -verarbeitungssystem verfügen und entsprechend auch mit einer Streßantwort auf schmerzhafte Stimuli reagieren, kam es allmählich zu einem Umdenken in der Behandlung von kindlichen Schmerzzuständen. Nach und nach wurde auf schmerzhafte intramuskuläre Injektionen zur Verabreichung analgetischer Medikamente verzichtet, und es setzte sich, neben der intravenösen Gabe von Opioiden in regelmäßigen Intervallen, allmählich auch bei Kindern die patientenkontrollierte Morphinapplikation mittels mikroprozessorgesteuerter Infusionspumpen durch. Damit wird endlich dem Prinzip entsprochen, daß eine wirkungsvolle Analgesie nur bei adäquatem Medikamentenspiegel erreicht werden kann, der im Steady state mit dem Opioidspiegel im Gehirn korreliert [6].

Einführung

Erste Versuche einer patientenkontrollierten Analgesie (PCA) wurden 1965 durch Sechzer auf einer Geburtenstation durchgeführt [17, 18]. Die Patientinnen konnten die Tropfgeschwindigkeit von

Analgetikaverdünnungen selbst regulieren. Sechzer beschrieb als erster die individuellen und zyklischen Analgetikaanforderungen. Außerdem sah er, daß durch die Selbstapplikation bei geringerem Verbrauch an Morphin eine suffiziente Schmerzbehandlung möglich war. Sehr bald entwickelte die Industrie Motorpumpen, die auf Knopfdruck vom Patienten bedient werden konnten. Im Jahr 1987 beschrieb Brown erstmals die Benützung der PCA-Pumpe bei Kindern [5]. Die meisten Arbeiten über PCA bei Kindern berichten jedoch über den Einsatz dieser Technik bei Schulkindern und Jugendlichen [3, 5]. Erst in den letzten Jahren wird die erfolgreiche Verwendung der Schmerzpumpe auch bei kleineren Kindern beschrieben. Bei geistiger oder körperlicher Behinderung oder bei Kindern, die zu klein sind, um den Mechanismus der Bedienung zu verstehen, besteht die Möglichkeit, eine eltern- oder schwesternkontrollierte Analgesie durchzuführen [4, 13].

Auswahl der Pumpe

Eine Vielzahl mikroprozessorgesteuerter Pumpen sind auch bei Kindern erfolgreich einzusetzen. Für Kinder ist es wichtig, daß der Handknopf, der die Abgabe des Medikamentes steuert, leicht zu bedienen ist und ein Signalton bei der Applikation ertönt. Entscheidend ist, daß die Programmierung der Pumpe die individuelle Einstellung von kleinen Dosen ermöglicht. Ein großes Reservoir zur Zubereitung von Analgetikalösungen ist von Vorteil, da die geringere Konzentration an Medikamentenlösung ein größeres Gesamtvolumen erfordert. Bei Kleinkindern sind größere Bolusvolumina notwendig, damit das Analgetikum überhaupt das Gefäß erreicht.

Die Möglichkeit der Einstellung von Bolusdosen in Mikrogramm, Milligramm und Millilitern sollte gewährleistet sein. Das Sperrintervall soll mit 1 min beginnen, und die Option des kontinuierlichen Modus sowie einer periduralen Verabreichung sollte vorhanden sein. Es ist ratsam, gerade bei den unterschiedlichen Dosen, die sich aufgrund der unterschiedlichen Größenverhältnisse bei Kindern ergeben, nur eine Standardausrüstung zu verwenden. Damit reduziert man die Möglichkeit von falschen Zubereitungen und Programmierungsfehlern. Verständliche Alarme für Okklusion, Überdosierung, Luft im System und leere Medikamentenbehälter sowie Batterieausfall sind wünschenswert. Handliche leichte Pumpen sind v. a. für die Mobilität der Patienten ein Vorteil. Das Display soll übersichtlich und funktionell sein, und die Pumpe muß versperrt werden können. Der Gesamtverbrauch, die Anzahl der erfolgreichen und versuchten Abrufe müssen ablesbar sein und gespeichert bleiben, auch wenn es zum Batterieausfall kommen sollte. Ein angeschlossener Drucker erleichtert die Dokumentation.

Die Abgabe der Analgetikumverdünnung erfolgt entweder in eine Vene oder über einen liegenden Periduralkatheter. Beim Anschluß an einen Venenkatheter ist darauf zu achten, daß ein Antirefluxsystem dazwischengeschaltet wird, um einen unbeabsichtigten Rückstau in eine etwaige Begleitinfusion zu vermeiden. Diese Antirefluxventile sollen einen geringen Totraum und eine geringe Dehnbarkeit aufweisen und nicht knicken. Wird nur ein PCA-Modus verwendet, soll eine Begleitinfusion zum Offenhalten des venösen Zuganges mit kleiner Flußrate dazugegeben werden. Kinder finden auch die elektronische Schmerzpumpe in Form einer Armbanduhr (Fa. Baxter) attraktiv. Dabei wird ein Kunststoffballon als Medikamentenreservoir und als Energiequelle verwendet. Nach dem Füllen wird auf Knopfdruck ein bestimmter Medikamentenbolus abgegeben. Nach weiteren 6 min hat sich das Reservoir wieder gefüllt. Allerdings hat dieses einfache System den Nachteil, daß komplexere Einstellungsmöglichkeiten nicht gegeben sind [8].

Auswahl des Medikamentes und des Verabreichungsmodus

Das ideale Medikament für die PCA zeichnet sich durch hohe Potenz, kurze Anschlagzeit, mittlere Wirkdauer und geringe Nebenwirkungsrate aus. Bisher veröffentlichte Studien im angloamerikanischen Sprachraum empfehlen hauptsächlich Morphin als Standardopioid zur PCA beim Kind. Pharmakodynamik und -kinetik sind ab dem 6. Lebensmonat den von Erwachsenen gleichzustellen [6]. Wir verwenden seit Jahren erfolgreich Piritramid, das von der Wirkstärke in etwa dem Morphin äquipotent ist (s. Tabelle 1).

Einzelne Autoren berichten auch über die Verwendung des schwächer wirksamen Opioids Nalbuphin [9]. Für den Einsatz dieses Medikamentes spricht eine geringere Atemdepression und eine stärkere Sedierung, die zuweilen gewünscht werden kann. Allerdings ist zu beachten, daß Nalbuphin einen „ceiling effect" auf-

Tabelle 1. Vergleich der Wirkstärke (Äquipotenz) von Opioiden [10]

Morphin (Vendal)	1
Piritramid (Dipidolor)	0,96
Nalbuphin (Nubain)	0,8
Tramadol (Tramal)	0,05

weist und eine Tageshöchstdosis eingehalten werden muß. Standardisierte Dosierungs- und Verabreichungsrichtlinien für die PCA beim Kind gibt es nicht, auch wenn die Angaben einzelner Autoren nicht wesentlich voneinander abweichen.

Einstellungsmodus

Bevor der Patient an die programmierte Infusionspumpe angeschlossen wird, sollte er kleine Mengen von Opioid titriert bekommen. Erst wenn Schmerzfreiheit erreicht wurde, beginnt man mit der PCA. Es ist günstig, mit einem standardisierten Schema in bezug auf Bolusgröße, Konzentration der Lösung und Sperrintervall zu arbeiten. Damit reduziert man mögliche Fehlprogrammierungen und Fehlzubereitungen. Anhand der Effektivität der Therapie muß danach entschieden werden, ob eine Änderung der primären Einstellung erforderlich ist. Bei der Programmierung der Pumpe besteht die Möglichkeit, zwischen patientenkontrolliertem Verfahren (PCA-Modus) und Zugabe einer kontinuierlichen Basalinfusion zum PCA-Modus (PCA + kontinuierlich) zu wählen. Zahlreiche Dosisfindungsstudien haben gezeigt, daß, wie bei Erwachsenen, eine außerordentlich große Variabilität im Analgetikumverbrauch besteht und bei Verabreichung einer Basalinfusion der Gesamtverbrauch des Opioids steigt, ohne daß eine bessere Analgesie erreicht wird (Tabelle 2).

Die Wahl einer Basalinfusion soll gezielt bei speziellen Indikationen erfolgen, z. B. um die Nachtruhe zu verbessern oder bei „nurse-controlled analgesia" (NCA), um einen wirksamen Blutspiegel zu erhalten, der durch einen Bolus bei pflegerischen Maßnahmen erhöht werden kann, oder wenn Patienten den Abrufknopf nicht bedienen können. Wird zum PCA-Modus eine Basalrate gewählt, sollten 15 µg/kg KG/h von Piritramid oder Morphin nicht überschritten werden [14, 19]. Vergleicht man den Morphinverbrauch bei PCA und bei konventioneller Therapie, findet sich am Tag der Operation ein 2- bis 3fach höherer Gesamtverbrauch

Tabelle 2. Gesamtverbrauch an Opioid im Vergleich PCA und PCA+Basalinfusion nach Umstellung auf PCA-Modus im Juni 1995

	1995 (bis Juni) PCA + Basalinfusion	1995 (Juni–Dezember) PCA
Patienten	n = 25	n = 46
PCA-Dauer/h	41 ± 21	43 ± 20
Piritramid	37 ± 29 µg/kg/h	16 ± 9 µg/kg/h

in der PCA-Gruppe. Ab dem 3. Tag besteht kein signifikanter Unterschied gegenüber dem Verbrauch bei konventioneller Therapie [15]. Damit unterscheidet sich der kindliche Patient in seinem Anforderungsmuster nicht vom Erwachsenen.

Vorschlag zur Zubereitung und Programmierung der Pumpe für Morphin oder Piritramid

■ **Zubereitung der Lösung.** 1 mg/kg KG Morphin/Piritramid auf 50 ml NaCl 0,9%: 1 ml der Lösung = 20 µg/kg.

- Initialbolus: 2–3 ml (40–60 µg/kg KG),
- Bolus: 1 ml (20 µg/kg KG),
- Sperrintervall: 5 min
- 4-h-Maximum: 400 µg/kg KG.

Vorschlag zur Programmierung der Pumpe mit Nalbuphin [9]

- Initialbolus: 100–200 µg/kg KG,
- Bolus: 50 µg/kg KG,
- Sperrintervall: 15 min,
- 4-h-Maximum: 400 µg/kg KG

Indikationen für die PCA

Die computergesteuerte Motorpumpe wird hauptsächlich nach größeren abdominellen, urologischen und orthopädischen Eingriffen eingesetzt. Auch Kinder mit Verbrennungen, Traumapatienten und nicht zuletzt onkologische Patienten profitieren von dieser Art der Schmerzbehandlung. Das Alter der Patienten sollte nicht der limitierende Faktor sein, sondern das Verständnis, wie und wann die PCA-Pumpe verwendet werden kann. Wenn möglich soll das Kind vor dem Einsatz mit dem Gerät vertraut gemacht werden. Wichtig ist es, den Eltern zu sagen, daß das Kind selbst für das Drücken des Anforderungsknopfes verantwortlich ist und sie nur dann die Pumpe bedienen sollen, wenn sie vom Arzt die Erlaubnis bekommen haben. In der Regel wird die Schmerzpumpe über mehrere Tage eingesetzt, wobei sich zeigt, daß der Patient im Normalfall die Zahl der Anforderungen von Tag zu Tag reduziert und sich selbst „ausschleicht".

Effizienz und Überwachung

Die Qualität und Effizienz der Analgesie wird entscheidend beeinflußt vom Verständnis der Methode durch das Kind. Die größeren Kinder kann man im Prämedikationsgespräch mit der Pumpe vertraut machen und den Mechanismus der Handhabung erklären. Bei den Kindergartenkindern ist es nützlich, nach der Operation im Aufwachraum zu demonstrieren, daß sie durch Drücken des Handknopfes nach kurzer Zeit eine Schmerzerleichterung verspüren. Die meisten der kleinen Patienten lernen dabei, die Schmerzpumpe erfolgreich zu bedienen. Die Erfassung des Schmerzgrades mittels visueller Analogskala (VAS) oder mittels verbaler Beschreibung („verbal rating", VR) bietet die Grundlage einer wirkungsvollen Therapie. Visuelle Analogskalen oder Schmerzlineale dienen dem Patienten zur Quantifizierung seines Schmerzerlebens an Hand einer Skala von 1 bis 10 oder von 10 bis 100.

Für Kleinkinder besser geeignet sind jedoch die „Smileyanalogskala" (Abb. 1), die eine Reihe von einem lachenden bis zu einem weinenden Gesicht zeigt, oder das „Poker Chip Tool" [16]. Bei dem letzteren Bewertungssystem können die Kleinen „ein Stück Weh" aus 4 Steinchen wählen. Auch Lineale, die an Hand

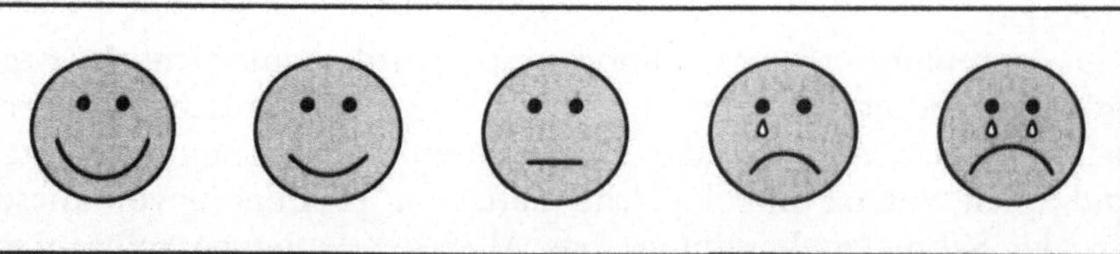

Abb. 1. „Smileyanalogskala" für Kinder

von Farben Schmerz oder Schmerzfreiheit signalisieren, sind für diese Altersgruppe geeignet. Dabei steht „rot" für heftigsten Schmerz und gelb für Schmerzfreiheit [7]. Beim Erfassen der Schmerzscores zeigt sich, daß v. a. Kleinkinder nicht zu jedem Meßzeitpunkt in der Lage sind, ihre Schmerzen zu definieren [11]. Man ist bei dieser Altersgruppe auch von Fremdbeobachtung abhängig, so daß wir zu jeder Erhebung durch den Patienten eine parallele Beurteilung durch das Pflegepersonal durchführen lassen. Aufschluß über die Wirksamkeit der gewählten Einstellung gibt die Zahl der erfolgreichen Anforderungen in Beziehung gesetzt zu den erfolglosen Anforderungen (im Sperrintervall). Das Verhältnis von angeforderten zu erhaltenen Boli soll 50% nicht überschreiten. Bei mehr als 50% erfolglosen Anforderungen muß die Einstellung adaptiert werden. Entweder muß der Bolus erhöht oder das Sperrintervall verkürzt werden. Daß Patienten mit einer Schmerzpumpe v. a. in den ersten Stunden der Therapie engmaschig überwacht werden müssen, ist unumstritten. Wie die Art der Überwachung jedoch auszusehen hat, muß noch festgelegt werden.

Derzeit variieren die Protokolle, wobei Atemfrequenz, Blutdruck, Sedierungs- und Schmerzgrad fast immer gemessen werden [12]. Pulsoxymeter zur Überwachung werden nicht von allen Schmerztherapeuten verwendet, obwohl die Atemdepression mit der begleitenden Hypoxie die gefürchtetste Nebenwirkung der Opioidtherapie darstellt. Überdosierung kann durch Überwachung des Sedierungsgrades und durch einen Abfall des S_aO_2 frühzeitig entdeckt werden. Wir verwenden daher bei jedem Kind, das eine Opioidtherapie bekommt, für 24 h obligatorisch ein Pulsoxymeter, danach nur noch nachts oder bei eltern- oder schwesternkontrollierter Therapie. Auch andere Nebenwirkungen der Opioidtherapie wie Nausea, Vomitus, Pruritus oder Harnretention müssen dokumentiert und behandelt werden. Das Erheben der Parameter durch das Pflegepersonal erfolgt in den ersten 6 h stündlich, danach 2- bis 3stündlich über die ersten 24 h. In der Folge wird nur mehr 4mal pro Tag eine Dokumentation durchgeführt. Jedes Kind mit Schmerzpumpe wird mindestens 2mal am Tag von einem Arzt aus unserem Team gesehen und in Hinblick auf die Effizienz der Therapie beurteilt. Das Pflegepersonal ist angewiesen bei einem S_aO_2-Abfall unter 90%, bei Somnolenz, bei Abfall der Atemfrequenz, bei rezidivierendem Erbrechen, bei Harnretention und bei hohen Schmerzgraden sofort den Arzt hinzuzuziehen. Die erhobenen Parameter werden in ein Protokoll eingetragen, das im Lauf der Arbeit mit der PCA an unserer Abteilung entstanden ist (Tabelle 3).

Tabelle 3. Überwachungsprotokoll für PCA

Andere Anordnungen	Sedierung		Übelkeit		Schmerz (VR = „verbal rating ":)	
	Wach	0	Keine	0	Kein Schmerz	0
	Auf Anrede	1	Nur übel	1	Etwas Schmerz	1
	Auf Schütteln	2	1mal Erbrechen	2	Viel Schmerz	2
	Nicht weckbar	3	>1mal Erbrechen	3	Unerträglich	3

Datum Zeit S_aO_2 HF RR AF Harn Sedierung Übelkeit Schmerz VAS VR

Anordnungen: Pulsoxymeter für 24 h, dann nach Anordnung! Parameter für 6 h 2stündlich, dann 4- bis 6mal täglich! *Arzt rufen:* Harnsperre > 6 h, AF <10, S_aO_2<90%, Sedierungsgrad 2, Übelkeitsgrad 3, Schmerzgrad > 4, VAS oder VR („verbal rating") 2! *Naloxon (Narcanti) auf Station bereithalten!*

Nebenwirkungen und Komplikationen

Die meisten Nebenwirkungen sind solche, die bei jeder Art von Opioidtherapie auftreten können. Nausea, Erbrechen, Pruritus, Konstipation und Harnretention sowie die gefürchtete Atemdepression sind nicht spezifisch mit einer PCA vergesellschaftet. Häufig genügt die Gabe von einer kleinen Menge Naloxon (15 µg/ kg KG intravenös), um Nausea oder Emesis zu beheben. Auch bei Harnretention kann eine Naloxongabe bei voller Harnblase zum spontanen Urinieren führen. Manchmal kann man durch Verkleinern der Bolusmenge und Verändern des Sperrintervalles die Beschwerden beheben. Zeitweise ist die Gabe von Antiemetika oder die Verabreichung eines Antihistaminikums bei Fortdauern der Beschwerden notwendig. Oft jedoch sind Nebenwirkungen ein Hinweis auf eine exzessive Nutzung der Pumpe bei Patienten, die nicht nur Schmerzzustände sondern auch depressive Verstimmungen damit behandeln. In so einem Fall ist ein klärendes Gespräch und der Hinweis auf die Folgen dieser Fehlbenutzung meist erfolgreich.

Die gefürchtetste Komplikation der Opioidtherapie ist die Atemdepression. Auch hier gilt, daß jede Verabreichungsform des Medikamentes zu einer Überdosis führen kann und das Hauptaugenmerk auf die Vigilanz der Kinder zu richten ist. Bei auffallender Sedierung ist die Therapie vorübergehend zu unterbrechen, und der Patient muß genauestens überwacht werden. Ein Abfall der Atemfrequenz muß nicht notwendigerweise mit einem Abfall der Sauerstoffsättigung einhergehen, wohl aber sieht man eine Zunahme des CO_2-Partialdruckes bei der Blutgasanalyse. Vorsicht ist geboten bei Nachblutungen oder bei unzureichender Flüssigkeitstherapie, da diese in der postoperativen Phase zu relativen Überdosierungen führen können. Die Okklusion eines Venenweges mit gehäufter Abfrage von Medikamentenboli kann, wenn kein Antirefluxventil dazwischengeschaltet wird, bei Freiwerden des Venenweges zu einer Überdosierung führen. Das Auftreten von postoperativen Komplikationen wie Pneumonie, Pneumothorax, Ileus oder Nachblutung kann bewirken, daß eine bis dahin gut vertragene Einstellung nicht mehr toleriert wird. Auch Fehlprogrammierungen und Fehlbedienungen kommen vor. Durch engmaschige Überwachung kann man solche Komplikationen jedoch frühzeitig erkennen und beheben. In der Literatur finden sich Berichte über eine Fehlauslösung durch Hinunterfallen des Druckknopfes und über Druckschäden an Spritzen. Die Hersteller behoben jedoch diese Mängel, und Schmerzpumpen sind bei adäquater Bedienung vom technischen Standpunkt sehr sicher.

Eine umfangreiche Schulung des Pflegepersonals bei der Einführung ist nötig. Einerseits muß die Funktion des Gerätes erklärt werden, andererseits müssen Schwestern und Pfleger mit dem Überwachungsprotokoll und dem Scoringsystem vertraut gemacht werden. Erst wenn die Sinnhaftigkeit der Therapie erkannt wird, ist jeder bereit, die anfängliche Mehrarbeit zu akzeptieren. Interdisziplinäre Absprache unter den behandelnden Ärzten und genau definierte Zuständigkeitsbereiche können verhindern, daß zusätzlich zur PCA ohne Rücksprache mit dem Schmerztherapeuten Sedativa oder Analgetika verabreicht werden.

Schlußfolgerungen

Obwohl die Anschaffungskosten der Schmerzpumpen hoch sind und die Einführung der Methode arbeitsintensiv ist, erfreut sich die PCA in den letzten Jahren zunehmender Akzeptanz. Immer öfter erlebt man, daß Kinder, die den Vorteil dieser Therapie erkannt und erfahren haben, wieder darauf zurückgreifen. Die PCA bietet größere Unabhängigkeit von Arzt und Pflegepersonal, die Menge an benötigtem Medikament kann selbst titriert werden, der Plasmaspiegel des Opioides ist konstanter, und intramuskuläre Injektionen werden vermieden. Unter adäquater Überwachung ist die Sicherheit nicht geringer als bei anderen Formen der Opioidtherapie. Schmerz wird nicht mehr als ein nicht zu vermeidender Begleitumstand einer Operation, eines Traumas oder einer Erkrankung gesehen, sondern es hat sich gezeigt, daß durch die individuelle Therapie mittels PCA dem Patienten physiologische und psychologische Unterstützung gegeben werden kann.

Literatur

1. Anand KJS, Aynsley-Green A (1985) Metabolic and endocrine effects of surgical ligation of patent ductus arteriosus in the human preterm neonate: Are there implications for further improvement of postoperative outcome? Mod Probl Paediatr 23: 143–157
2. Anand KJS, Hickey PR (1987) Pain and its effects in the human neonate and fetus. N Engl J Med 21: 1321–1327
3. Broadman LM, Brown RE, Rice LJ, Higgins T, Vaughan M (1989) Patient controlled analgesia in children and adolescents; a report of postoperative pain management in 150 patients. Anesthesiology 71: A 1171
4. Broadman LM, Rice LJ, Vaughan M, Ruttimann UE, Pollack MM (1990) Parent-assisted „PCA" for postoperative pain control in young children. Anesth Analg 70: 34
5. Brown R, Broadman LM (1987) Patient controlled analgesia (PCA) for postoperative pain control in adolescents. Anesth Analg 66: 22
6. Dahlström BE, Paalzow LK, Agren AJ (1978) Relation between morphine pharmacokinetics and analgesia. J Pharmacokinet Biopharm 6: 41–53
7. Eland JM, Anderson JE (1977) The experience of pain in children. In: Jacox AK (ed) Pain: a source book for nurses and other health professionals. Little, Brown, Boston, pp 453–473
8. Gillespie JA, Morton NS (1992) Patient-controlled analgesia for children: a review. Paediatr Anaesth 2: 51–59
9. Krechel WS, Helikson MA, Kittle D, Eggers GWN (1995) Intrathecal morphin for postoperative pain in children: a comparison with nalbuphine for patient controlled analgesia. Paediatr Anaesth 5: 177–183
10. Lehmann KA (1991) Allgemein klinische Aspekte der On-demand-Analgesie. In: Lehmann KA, Klaschik E (Hrsg) On-demand-Analgesie. Wiss. Verl.-Abt. Abbott, Wiesbaden, S 15
11. Maunuksela EL, Olkkola KT, Korpela R (1987) Measurement of pain in children with self-reporting and behavioral assessment. Clin Pharmacol Ther 42: 137–141
12. Morton NS (1993) Development of a monitoring protocol for safe use of opioids in children. Paediatr Anaesth 3: 179–184

13. Murphy DF, Opie JN (1991) Nurse-controlled intravenous analgesia: Effective control of pain after thoracotomy. Anaesthesia 46: 772–774
14. Owens H, Szekely SM, Plummer JL, Cushnie JM, Mather LE (1989) Variables of PCA 2. Concurrent infusion. Anaesthesia 44: 11–13
15. Rogers BM, Webb CJ, Stergeos B, Newman BM (1988) Patient-controlled analgesia in pediatric surgery. J Ped Surg 33: 259–262
16. Romsing J, Walther-Larsen S (1966) Postoperative pain in children: a survey of parents' expectations and perceptions of their children's experiences. Paediatr Anaesth 6: 215–218
17. Sechzer PH (1968) Objective assessment of pain. Anesthesiology 29: 209–210
18. Sechzer PH (1970) Studies in pain with the analgesic-demand system. Anesth Analg 50: 1–10
19. Vinik HR, Hammonds W, Lett K, Kissin I (1990) Patient-controlled analgesia (PCA) combined with continuous infusion (CI). Anesth Analg 70: 418

PCA im Kindesalter – Organisation und Betreuung im Klinikalltag

G. Petrat, H. Petrat

Schmerzen und Trennung von den Eltern sind die Elementarerlebnisse operierter Kinder. Daher ist zumindest die effektive Analgesie ein wichtiger Bestandteil unserer Arbeit. Bei Erwachsenen steht uns mit der patientenkontrollierten Analgesie (PCA) eine Methode zur Verfügung, die durch die Selbsteinschätzung der Schmerzstärke und die Applikation von Analgetika durch den Patienten und nicht durch Außenstehende entscheidende Vorteile bietet. Dieser Gedanke war ausschlaggebend, die PCA auch für kleine Patienten einzusetzen und somit die bisher häufig zögerliche Therapie mit potenten Opioiden zu optimieren.

Indikationen und Kontraindikationen

Nach sorgfältiger Vorbereitung und in enger Zusammenarbeit mit der Abteilung für Kinderchirurgie wurde die patientenkontrollierte Analgesie im Mai 1993 als Analgesiemethode für Kinder eingeführt. Indikationen sind akute posttraumatische und postoperative Schmerzen, wobei hier die Thorax- und Oberbaucheingriffe überwiegen. Im Rahmen der Prämedikationsvisite hat es sich bewährt, sowohl die Kinder als auch die Eltern ausführlich mit dieser Form der Schmerztherapie vertraut zu machen. Die Kinder bekommen mit einfachen Worten die Wirkungsweise und Funktion der Pumpe erklärt und sollen den Patientenschalter probeweise bedienen.

Auch das Einverständnis der Eltern wird eingeholt und auf dem Aufklärungsbogen für die Prämedikation dokumentiert. Gleichzeitig werden die Eltern auf mögliche Gefahren und Nebenwirkungen der PCA-Methode hingewiesen und eindringlich gebeten, den Patientenschalter nicht zu bedienen.

Als Kontraindikationen gelten:
- Ablehnung der Methode durch das Kind,
- Ablehnung der Methode durch die Eltern,
- kleine Patienten, die geistig oder körperlich nicht in der Lage sind, das Konzept zu verstehen bzw. die Pumpe zu bedienen,
- anamnestische Unverträglichkeit gegenüber Piritramid.

Am Tag der Operation werden die PCA-Pumpe sowie das entsprechende Zubehör (Spritze, Infusionssystem, Piritramid) mit in den Operationssaal gegeben. Die Einstellung der Pumpe erfolgt durch den Anästhesisten, der die Narkose durchführt und auch das Aufklärungsgespräch mit den Eltern und dem Kind geführt hat. Es wird primär die Standardeinstellung (s. dort) gewählt, damit ein einheitliches Vorgehen gewährleistet ist. Verwendet wird die PCA-Pumpe *Lifecare 4200* der Fa. Abbott mit dazugehörender Spritze und einem Infusionssystem, das sowohl mit einem Antisogventil (zur Spritze hin) als auch mit einem Rückschlagventil ausgerüstet ist. Die Infusionsleitung selbst hat ein „Microbore"-Lumen, d. h. eine dickwandige Leitung mit kleinem Lumen und damit Speichervolumen bei einer Okklusion. Postoperativ bekommen die Kinder bereits im Operationssaal den Patientenschalter ausgehändigt, sobald sie wach und kooperativ sind und das erste Mal Schmerzen äußern. So bleibt die erste Anforderung eines Bolus unter Aufsicht des Anästhesisten, der sich hier nochmals von der korrekten Funktionsweise der Pumpe überzeugen kann. Auch Unverträglichkeitsreaktionen können sofort erkannt werden.

Die unmittelbar postoperative Aufsättigung mit Piritramid wurde wegen der bei großen thorax- und abdominalchirurgischen Eingriffen großzügigen Analgesie mit Fentanyl nicht durchgeführt. Die noch vorhandene Analgesie wird mit dem ersten Bolus Piritramid sofort durch ein Pharmakon gleicher Wirkstruktur (reiner Agonist am μ-Rezeptor) verstärkt.

Standardeinstellung

Zur Therapie mittels PCA erscheint uns Piritramid aufgrund seiner hohen analgetischen Potenz bei vergleichsweise geringer Atemdepression, geringer Kreislaufwirkung und geringer Inzidenz an Übelkeit und Erbrechen gegenüber anderen Opioiden besonders geeignet. Weitere Vorteile sind die im Vergleich zu Pethidin und Morphium längere Wirkdauer, die geringe Rate dysphorischer

Nebenwirkungen und das niedrige Suchtpotential. Hinzu kommt der schnelle Wirkseintritt sowie die Tatsache, daß uns hier ein reiner Agonist zur Verfügung steht, der keine antagonistischen Wirkqualitäten mit Kreislaufstimulierung induziert [3].

In einer vorangegangenen Untersuchung zur Dosisfindung und Sicherheit zeigten wir, daß wesentlich höhere Piritramiddosierungen als bisher in der Kinderanästhesie üblich zur PCA-Anwendung erforderlich sind [5]. Komplikationen, die zum Abbruch des gewählten Verfahrens gezwungen hätten, traten bei einem mittleren Verbrauch von 0,71 mg/kg KG/Tag nicht auf. Lediglich die postoperativ gemessenen pCO_2-Werte nach 24 und 48 h waren gegenüber der Kontrollgruppe signifikant erhöht, verbleiben jedoch in klinisch vertretbaren Bereichen.

Als optimal erwies sich die folgende Einstellung:
- 4-h-Maximaldosis: 0,25 mg/kg KG Piritramid;
- Einzelbolus: 0,0625 mg/kg KG;
- Sperrintervall: 20 min;
- Konzentration: 2 mg/ml Piritramid.

Andere untersuchte PCA-Grundeinstellungen mit kleineren Boli oder kürzeren Sperrzeiten bzw. geringeren 4-h-Maximaldosen erwiesen sich als nicht effektiv. Wahrscheinlich besteht bei den Kindern eine ausgeprägte Erwartung, nach Analgetikaanforderung umgehend einen Wirkeintritt zu verspüren. Tritt dieser nicht ein, wird der Zusammenhang zwischen – dann häufiger frustranen – Anforderung und langsam eintretender Analgesie nicht nachvollzogen und die Methode verworfen.

Eine Basalrate wurde aus Sicherheitsgründen nicht eingestellt, da Komplikationen dann um ein Vielfaches erhöht auftreten [1, 2, 4, 8].

Verantwortlichkeiten

Für die postoperative Überwachung der kleinen Patienten haben sich spezielle Protokolle bewährt, auf denen neben Puls, Blutdruck, Sauerstoffsättigung, Atemfrequenz und Sedierungsgrad auch der Grad der Analgesie entsprechend der Smiley-Analogskala eingetragen wird. Diese Parameter werden 4stündlich von der betreuenden Schwester notiert und während der Visiten 2mal täglich von chirurgischer Seite und 1mal täglich vom verantwortlichen Anästhesisten kontrolliert. Die technischen Daten und die Dokumentation werden in diesem Rahmen überprüft, der Opiatverbrauch beobachtet. Die Spritzenwechsel erfolgen durch die chirurgischen Kollegen und werden auf dem Protokoll notiert. Bei Problemen oder Komplikationen im Zusammenhang mit der PCA-Anwendung steht in der Dienstzeit der betreuende Anästhesist zur Verfügung. Außerhalb dieser Zeit ist der diensthabende Facharzt Ansprechpartner für die Kinderstation. Zur Dienstübernahme wird die laufende PCA mit Name des Kindes, Indikation und Einstellung sowie evtl. Problemen an diesen übergeben.

Voraussetzungen

Um die PCA auch für Kinder als Routineverfahren sicher nutzen zu können, waren folgende Voraussetzungen zu schaffen: Regelmäßige Weiterbildungen für das ärztliche und pflegerische Personal der Kinderstation, in denen die Handhabung der Pumpen, aber auch die möglichen Gefahren und Nebenwirkungen referiert werden. Gleichzeitig werden die Hinweise auf Opiatüberdosierungen und das Verhalten bei Zwischenfällen vermittelt. Für die eigenen Kollegen finden jährliche Weiterbildungen zu aktuellen Themen der Kinderanästhesie statt, in denen die PCA-Anwendung enthalten ist. Kurzfassungen dieser Weiterbildungen liegen im Operationstrakt und auf der Kinderstation aus. Telefonnummern für Notfallsituationen sind allen chirurgischen Stationen bekannt. Der Notfallkoffer der Kinderstation wurde von den Kollegen der Anästhesieabteilung bestückt und wird in regelmäßigen Abständen kontrolliert.

Monitoring

In den ersten 24 h wird die Dokumentation von Atemfrequenz, Sedierung, Sättigung sowie Puls, Blutdruck, Nebenwirkungen und des Schmerzniveaus 4stündlich vorgenommen. Invasive Messungen (Blutgasanalysen) erfolgen entsprechend den Erfordernissen der Chirurgen meist nach 6, 12 und 24 h, um die Kinder nicht zusätzlich zu belasten. Sauerstoff wird in dieser Zeit über Nasensonde oder Trichter gegeben. Nach den ersten 24 h wird bei problemlosem Verlauf auf ein apparatives Monitoring verzichtet. Auch Sauerstoff wird nicht mehr routinemäßig appliziert. Es erfolgt weiterhin die 4stündliche Dokumentation der genannten Parameter. Besondere Beachtung finden der Sedierungsgrad und damit in engem Zusammenhang die Atemfrequenz als einfache, jedoch sehr wichtige Parameter für eine mögliche Überdosierung von Opiaten. Ab einem Sedierungsgrad von 3 und einer Atemfrequenz unter 12 wird der zuständige Arzt verständigt.

Eine opioidinduzierte Atemdepression entwickelt sich gerade bei PCA-Applikation bekannterweise nicht plötzlich, sondern über einen längeren Zeitraum hinweg, und wird dann in erster Linie in einem Abnehmen der Vigilanz sichtbar. Dieses sollte dann umgehend zu einer klinischen Untersuchung, einer Kontrolle des Opiatverbrauches und einer Blutgasanalyse führen. Die Pulsoxymetrie ist – und das haben auch unsere eigenen Untersuchungen gezeigt – für die Früherkennung einer Atemdepression nicht geeignet. Insbesondere wenn Sauerstoff zugeführt wird, kann die Sättigung noch im Normbereich liegen, wenn der CO_2-Partialdruck bereits klinisch relevante Anstiege zeigt [5, 6].

Probleme und Komplikationen

In den bisher beobachteten etwa 8000 Betriebsstunden der PCA-Pumpe gab es von Seiten des Gerätes keine Defekte. Die Nutzung der vorgesehenen Spritzen und Infusionssysteme mit Antisog- und Rückschlagventil sind hierbei sicher entscheidende Voraussetzungen [4, 7]. Fehlbedienungen durch mangelnde Kraft und seltener durch mangelnde Kooperation der Kinder kamen in Einzelfällen vor. Hier durften erfahrene Schwestern den Kindern bei der Bedienung der Pumpe helfen, wenn Schmerzen geäußert wurden. Toleranz- oder Abhängigkeit wurden bei einer durchschnittlichen PCA-Dauer von 68,2 h nicht beobachtet. Auch mißbräuchliche Anwendung oder Bedienung durch die Eltern kamen nicht vor. Ein Kind zeigte eine ausgesprochene Euphorie, die jedoch nicht zum Abbruch der Methode führte. Eine beginnende Atemdepression wurde einmal beobachtet. Diese kleine Patientin hatte als Begleiterkrankung eine Hypothyreose. Sie war zum Zeitpunkt der Operation medikamentös substituiert und klinisch euthyreot, zeigte aber unter der Standardeinstellung der PCA nach ca. 20 h eine Abnahme der Vigilanz (Sedierungsgrad 3–4). Die folgende Blutgasanalyse zeigte eine pCO_2-Wert von 7,1 kPa. Nach Halbierung der Bolusgröße und der 4-h-Maximaldosierung konnte auch hier die PCA weitergeführt werden. Eine therapiepflichtige Atemdepression wurde bisher nicht beobachtet. Die Zahl der übrigen Nebenwirkungen (Übelkeit, Erbrechen, Venenreizungen, Blasenentleerungsstörungen, Obstipationen) zeigte keine Signifikanz gegenüber herkömmlicher postoperativer Schmerztherapie.

Zusammenfassung

Die PCA-Therapie stellt nach unseren Erfahrungen auch für Kinder ein sicheres und effektives Verfahren der Schmerztherapie dar. Ohne die Notwendigkeit der Überwachung der Kinder in Frage zu stellen, darf die Angst vor einer Atemdepression nicht dazu führen, den kleinen Patienten diese Methode vorzuenthalten.

Literatur

1. Doyle E (1993) Comparison of patient-controlled analgesia with and without a background infusion after lower abdominal surgery in children. Br J Anaesth 71: 670–673
2. Etches RC (1994) Respiratory depression with patient-controlled analgesia: a review of eight cases. Can J Anaesth 41: 125–132
3. Freye E.(1991) Im Brennpunkt: Die postoperative Schmerzbehandlung. Anaesthesie Aktuell: 11–22
4. Notcutt WG, Morgan RJM (1990) Introducing patient-controlled analgesia for postoperative pain control into a district general hospital. Anesthesia 45: 401–406
5. Petrat G, Klein U, Meißner W (1995) Patientengesteuerte postoperative Analgesie mit Piritramid im Kindesalter – Untersuchungen zur Dosisfindung und Sicherheit. Anästhesist 44: A 19.12
6. Ready LB (1990) Patient-controlled analgesia – does it provide more than comfort? Can J Anaesth 37: 719–721
7. White PF (1987) Mishaps with patient-controlled analgesia. Anesthesiology 66: 81–83
8. White PF, Parker RK (1992) Is the risk of using a „basal" infusion with patient-controlled analgesia therapy justified? Anesthesiology 76: 489

Diskussion *zu den Beiträgen Rieberer et al. sowie Petrat u. Petrat*

■ **Frage:** Nach eigener Erfahrung spielt die Bolusgröße eine entscheidende Rolle. Bei Bolusgrößen von 0,5 ml reicht die mechanische Präzision der gängigen Pumpen nicht aus, um exakt zu dosieren. Dies könnte zu einer erhöhten Rate an frustranen Anforderungen führen. Es wird daher ein Bolusvolumen von mindestens 1 ml empfohlen.

■ **Antwort:** Wenn die Konzentration verringert wird, ist dies sicher gut. Es gibt aber auch exaktere Pumpen.

■ **Frage:** Sollen bei der Opioid-PCA zusätzliche Sedativa vermieden werden?

■ **Antwort:** Auf Sedativa sollte man wegen der möglichen zusätzlichen Atemdepression verzichten. Als Adjuvanzien geeignet sind NSAIDs, wobei die PCA-Dosis oft verringert werden kann.

■ **Frage:** Der große Wert der Pulsoximetrie als Atemmonitoring wird durch O_2-Gabe beeinträchtigt. Eine CO_2-Retention könnte verschleiert werden. Sollte hier nicht auch eine Kapnometrie eingesetzt werden?

■ **Antwort:** Kapnometrie wäre eigentlich das bessere Ventilationsmonitoring, steht aber nicht überall zur Verfügung. Bei Säuglingen stellt die transkutane O_2- und CO_2-Messung das optimale Monitoring dar. Prinzipiell sollten Atemfrequenz und Sedierungsgrad überwacht werden. Eine Bradypnoe ist häufig das erste Zeichen einer Überdosierung und geht dem Sättigungsabfall voraus. Das Pulsoximeter ist kein Frühwarnsystem. Eine wichtige Voraussetzung für eine gute Überwachung bildet die kontinuierliche Schulung des Pflegepersonals. Wird ein Sedierungsgrad von >2 festgestellt, sollte der Schmerzdienst oder der Stationsarzt verständigt und die Blutgase kontrolliert werden.

■ **Frage:** Fallberichte sprechen von Atemdepression nach Applikation von peripheren Analgetika unter PCA. Wie werden NSAIDs in dieser Situation dosiert?

■ **Antwort:** Diclofenac 0,5–1 mg/kg KG, Paracetamol 10–15 mg/kgKG. Eine Gefahr besteht nur bei stärkerer Sedierung. In diesem Fall wird bei der reinen Bolus-PCA kein Adjuvans gegeben. Auch die PCA wird in dieser Situation nicht ausgelöst.

■ **Frage:** Ist ein Monitoring über den ersten Tag hinaus erforderlich?

■ **Antwort:** Bei stabilen Verhältnissen nicht.

■ **Frage:** Welche Indikationen rechtfertigen den Einsatz dieser logistisch aufwendigen Methode auf Allgemeinstationen?

■ **Antwort:** Der Aufwand ist verglichen mit einer konventionellen Schmerztherapie eher geringer. Auch bei intermittierender Opioidgabe ist ein entsprechendes Monitoring zwingend. Indikationen für eine PCA sind Thoraxchirurgie, orthopädische Chirurgie und große Oberbaucheingriffe.

■ **Frage:** Sollte man Opioide nicht primär fix mit NSAIDs kombinieren?

■ **Antwort:** Das ist z. B. bei orthopädischen Eingriffen mit Diclofenac sicher sinnvoll, solange keine NSAID-Kontraindikation besteht.

■ **Frage:** Nach welchen Kriterien beendet man eine PCA und wie führt man dann die Schmerztherapie weiter?

■ **Antwort:** Dies richtet sich nach dem Bedarf, der über den Rückgang der Anforderungen meßbar ist. Nach Thoraxchirurgie ist die ohne Anforderung tolerierte Atemgymnastik ein guter Indikator. Sollte weiterer Analgetikabedarf bestehen, kann eine orale oder rektale Therapie mit geeigneten Medikamenten angeschlossen werden.

■ **Frage:** Wer wechselt die Spritzen in den Pumpen?

■ **Antwort:** Da Chirurgen als Stationsärzte oft nicht abkömmlich sind, ist es sinnvoll, für diese Aufgabe das Pflegepersonal einzusetzen.

■ **Frage:** Welche Rolle spielt eine kontinuierliche Opioidgabe? Gibt es Studien, die eine Gabe per Dauerinfusion mit der PCA vergleichen?

■ **Antwort:** Studien im Kindesalter liegen nicht vor. Gegen eine kontinuierliche Gabe spricht v. a. die Gefahr einer nicht an den Bedarf adaptierten Gabe (relative Überdosierung). Die interindividuelle Streubreite ist zudem gerade im Kindesalter so groß (Faktor 10), daß die notwendige Dosis bei kontinuierlicher Gabe schwer abzuschätzen ist. Bei entsprechender Titration und Monitoring ist die kontinuierliche Gabe aber auch sicher. Dies gilt besonders für onkologische Patienten. Auch die PCA muß im übrigen individuell verordnet werden.

■ **Frage:** Ist eine Initialdosis von 0,0625 mg/kg KG Piritramid nach einem großen Oberbaucheingriff nicht zu gering, zumal die nächste Dosis erst nach 20 min abgerufen werden kann?

■ **Antwort:** Dies ist nicht der Fall, wenn intraoperativ z. B. Fentanyl ausreichend gegeben wurde oder der erste PCA-Bolus bereits am Narkoseende verabreicht wird. Ein ausreichender Basisspiegel ist für jede PCA Voraussetzung und wird durch alleinige Bolusgabe schwer erreicht.

■ **Frage:** Wie wurde in der Untersuchung von Frau Petrat die Kontrollgruppe behandelt?

■ **Antwort:** Die Kontrollgruppe wurde nach dem konventionellen „Nurse-controlled-Schema" behandelt, erhielt also auf Anforderung von der Schwester Boli von 0,1 mg/kg KG Piritramid höchstens 4stündlich.

Teil 2:

Die Larynxmaske

Die Anwendung der Larynxmaske (LMA) im Kindesalter – Möglichkeiten und Grenzen

W. Jakob

Grundlagen

Das Prinzip der Larynxmaske (LMA) wurde 1983 erstmals von Brain in England beschrieben [2]. Seit 1988 ist die LMA dort kommerziell erhältlich. Sie stellt einen Mittelweg zwischen Gesichtsmaske und endotrachealer Intubation dar. Analog zum Endotrachealtubus bleiben die Hände des Anästhesisten frei, anderseits wird die Schleimhaut von Larynx und Trachea nicht irritiert. Die LMA hat seither eine weltweite Verbreitung gefunden. Alexander [1] hat die Formulierung „Use your Brain" in Anspielung auf den Erstbeschreiber in Umlauf gebracht. Derzeit sind 6 Größen im Handel: 1, 1 1/2, 2, 2 1/2, 3, 4, 5. Für den Einsatz in der Kinderanästhesie kommen die Größen 1–2 1/2 in Frage.

Die LMA besteht aus vorgeformten Kunststoffteilen (Abb. 1), die sich in den Hypopharynx so einfügen, daß der obere Ösophaguseingang, beide Recessus piriformes und der Zungengrund nach Aufblasen des Cuffs gegenüber der Umgebung abgedichtet werden. Über ein Ansatzstück mit ISO-Konnektor ist der An-

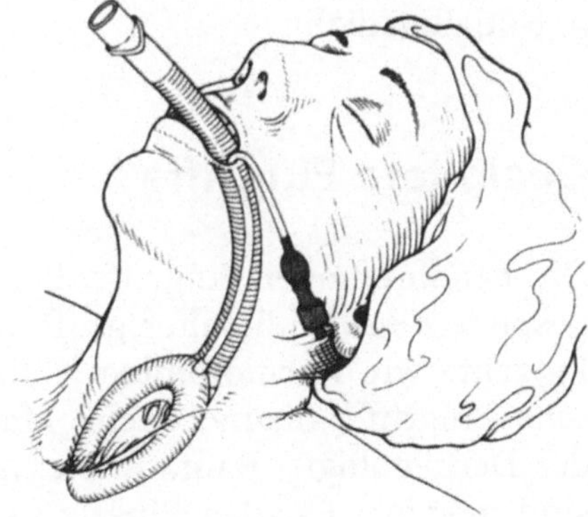

Abb. 1.
Beziehung der korrekt plazierten LMA zur äußeren Anatomie im Kopf-Hals-Bereich

schluß an alle üblichen Beatmungs- und Narkosegeräte möglich. Außer bei Größe 1 sind auch flexible, durch eine Metallspirale vergleichbar dem Woodbridge-Tubus verstärkte Ansatzstücke erhältlich, deren Preis jedoch deutlich höher liegt.

Einsatz in der Kinderanästhesie

Die Auswahl der jeweiligen Kehlkopfmaske richtet sich nach dem Körpergewicht. Orientierend werden folgende Angaben gemacht:

- Größe 1: bis 6,5 kg KG,
- Größe 2: 6,5–20 kg KG,
- Größe 2 1/2: 20–30 kg KG.

Angaben über die Größe 1 1/2 liegen noch nicht vor. Die richtige Größe kann im Einzelfall von den genannten Richtwerten abweichen. Zur Beurteilung der richtigen Größe ist entsprechende Erfahrung nötig. Die Anwendung von Größe 1 bleibt erfahrenen Kinderanästhesisten vorbehalten. Die LMA Größe 1 unterscheidet sich lediglich in der Größe, nicht in der Form von den größeren Modellen. Da die anatomischen Bedingungen bei Kindern unter 6 kg KG deutlich anders sind (relative Lage des Larynx, kurzer Hals, Größe, Form und Elastizität der Epiglottis) als bei größeren Kindern und Erwachsenen, sind Leckagen, Aufblähen des Magens und Umschlagen der Epiglottis häufiger und gleichzeitig schwerer zu erkennen [16].

Als Anwendungsbereiche werden angegeben:
- Allgemeinanästhesie,
- Atemwegssicherung bei schwieriger Intubation,
- Neugeborenenreanimation,
- Notfallmedizin.

Geeignete Eingriffe

Die Bandbreite der Eingriffe, bei den sich die LMA eignet, ist insbesondere im Kindesalter groß. Zunächst kommen alle peripheren Eingriffe wie Herniotomien, Chirurgie der Extremitäten, urologische Eingriffe, diagnostische Maßnahmen, Laserbehandlungen in der Dermatologie, Radiatio etc. in Frage. Eingriffe im Kopfbereich sind möglich. Für den Einsatz bei Adenotomien wird auf den Beitrag von Hollnberger verwiesen. Intraabdominelle Eingriffe und spezielle Lagerungen, besonders Bauchlage, gelten als Kontraindikationen. Da die LMA keine Metallteile enthält, ist der Einsatz im Kernspintomographen möglich [12]. Der Einsatz im Bereich der Ophthalmologie ist mittlerweile etabliert [13]. Die in diesem Bereich übliche Abdeckung des Kopfes kann kurzfristig entfernt werden und stellt kein Problem dar. Eigene Erfahrungen bestätigen diese Beobachtung.

Einführungstechnik

Die Technik der Einführung [2, 3] im Kindesalter unterscheidet sich nicht von der beim Erwachsenen. Zunächst ist auf eine sorgfältige Vorbereitung der LMA zu achten, der Cuff muß vollständig evakuiert sein, die Spitze gerade. Die Rückseite und das Ansatzstück müssen mit Gleitmittel benetzt werden. Besonders bei kleinen Kindern ist Kochsalzlösung gegenüber Lidocaingel wegen der Gefahr der Resorption der Vorzug zu geben. Künstlicher Speichel (z. B. Glandosane) stellt eine Alternative dar. Der Kopf des Patienten wird in Schnüffelposition gelagert, die LMA auf dem Zeigefinger am harten Gaumen entlang in den Hypopharynx eingeführt. Ist die korrekte Position erreicht, wird der Cuff mit Luft insuffliert, bis ein dichter Abschluß erreicht ist. Dabei paßt sich die Lage der individuellen Anatomie an. Die Kontrolle erfolgt akustisch: Bei einem Atemwegsdruck von 20–25 mmHg sollte kein Leck hörbar sein.

Maximal werden zur Blockung folgende Volumina benötigt:
- Größe 1: 4 ml,
- Größe 2: 10 ml,
- Größe 2 1/2: 14 ml.

Häufig wird eine vollständige Abdichtung bereits mit geringeren Volumina erreicht. Eine weitere Füllung über die angegebenen Volumina hinaus ist geeignet, zu hohe Drücke an den Schleimhäuten hervorzurufen. Zur Vermeidung von Druckschäden sollte der Cuffdruck bei Werten <60 mmHg gehalten werden. Weiterhin ist die Anpassung der LMA an die anatomischen Gegebenheiten bei höheren Drücken schlechter. In der Regel ist bei fortbestehender Leckage eine größere LMA erforderlich. Vor Einführen der LMA kann eine Magensonde plaziert werden, die dorsal der danach eingeführten LMA zu liegen kommt [3].

An dieser Stelle muß ausdrücklich betont werden, daß die korrekte Plazierung einer LMA entsprechende Erfahrung in der endotrachealen Intubation und der Beherrschung von Atemwegskomplikationen voraussetzt. Wie jede andere Technik muß sie systematisch erlernt und geübt werden [5]. Die Einführung der LMA kann mißlingen, Laryngospasmen und Atemwegsverlegungen sind möglich. Die Intubation durch eine liegende LMA ist blind und unter fiberoptischer Sicht beschrieben [15]. Diese Methode wird angewandt, um schwierige Atemwegsverhältnisse zu beherrschen. Nachdem eine LMA geeigneter Größe eingeführt wurde, wird durch das Ansatzstück ein dünner Tubus geschoben, der endotracheal zu liegen kommt. Die LMA ermöglicht einerseits die Oxygenierung des Patienten und stellt andererseits eine Leitschiene für den Tubus dar. Da eine optische Kontrolle nicht stattfindet, ist besonders im Kindesalter mit einer Traumatisierung der Atemwege zu rechnen. Für Erwachsene bietet der Hersteller eine spezielle Intubations-LMA an, die einer LMA Größe 4 entspricht. Ob Kindergrößen folgen ist derzeit nicht bekannt. Die Bronchoskopie durch die LMA unter Verwendung eines entsprechenden Winkeladapters ist ebenfalls möglich.

Narkosetechnik

Grundsätzlich eignen sich alle Narkosetechniken in Verbindung mit der LMA. Eine ausreichende Narkosetiefe beim Einführen der LMA ist jedoch zwingend erforderlich. Viele Komplikationen der LMA-Anwendung lassen sich durch ausreichend tiefes Anästhesieniveau vermeiden [3]. Die Notwendigkeit, pharyngeale Reflexe zu dämpfen, läßt Propofol als ideales Hypnotikum bei der Insertion der LMA erscheinen. Relaxation ist in der Regel nicht erforderlich. Die Fortführung der Narkose als TIVA (Propofol/Alfentanil) ohne Relaxation ist bei den als Indikation genannten Eingriffen besonders vorteilhaft. Narkosen unter Spontanatmung sind insofern von Vorteil, als die Dichtigkeit eine nur untergeordnete Rolle spielt. Sofern die Spitzendrücke 20 cm H_2O nicht überschreiten, ist eine IPPV problemlos möglich. Brimacombe zeigte anhand einer Metaanalyse einen reduzierten Anästhetikaverbrauch bei LMA-Anwendung gegenüber dem Endotrachealtubus [4]. Der geeignete Zeitpunkt der Entfernung der LMA wird unterschiedlich beurteilt. Ähnlich wie beim Endotrachealtubus wird von manchen Autoren die späte Entfernung nach Rückkehr der Schutzreflexe empfohlen [3]. Demgegenüber beschreiben andere Beißen auf die LMA als Ursache für Komplikationen [13]. Diese Beobachtung kann durch eigene Erfahrungen des Autors bestätigt werden. Mason beobachtete insgesamt 9 Fälle von Laryngospasmus bei 200 Anwendungen, davon 4 bei der Einführung und 5 beim Entfernen der LMA. Brimacombe bestätigt diese Daten [4].

Aspirationsschutz

Die LMA stellt keinen absoluten Schutz vor Aspiration dar. Nach derzeitiger Auffassung ist die Nüchternheit des Patienten Voraussetzung für die sichere Anwendung der LMA für geplante Narkosen. Auf die Diskussion über die Azidität des Nüchternsekrets kann hier nicht näher eingegangen werden. Die Angaben zur Aspirationsgefahr sind widersprüchlich [10]. Einerseits ist bei fiberoptischen Kontrollen in 6–9% der Fälle der Ösophaguseingang durch die LMA sichtbar, anderseits sind viele Fälle eines erfolgreichen Einsatzes beim nichtintubierbaren Notfallpatienten beschrieben [11]. Vergese fand eine Inzidenz von 0,83 : 10 000 Aspirationen bei Erwachsenen [16].

Dichtigkeit

Die Leckageverluste bei Anwendung der LMA Größe 2 im Kindesalter unterscheiden sich nicht von denen bei Anwendung eines ungeblockten Endotrachealtubus [8]. Die Leckage, gemessen an der Kontamiation der Umgebung mit volatilen Anästhetika, liegt bei Erwachsenen innerhalb der zulässigen Grenzwerte [9]. Daten im Kindesalter liegen nicht vor.

Fehllagen

Die Literatur beschreibt eine Reihe von Fehllagen, die bei Kindern insgesamt häufiger sind als bei Erwachsenen. Die wenigsten haben eine klinische Relevanz [3]. Die Lagekontrolle mittels Fiberoptik ist im Rahmen entsprechender Studien üblich, im Routinebetrieb jedoch weder möglich noch erforderlich. Die fiberoptischen Beobachtungen zeigen zwar Abweichungen von der idealtypischen Lage, entscheidend sind jedoch die Abdichtung gegenüber außen (Leckage) und dem Ösophagus (Aufblähen des Magens). Änderungen der Patientenlagerung können zu sekundären Fehllagen führen. Das Problem besteht zwar auch beim Endotrachealtubus, ist jedoch bei der LMA häufiger zu erwarten.

Einsatz in der Neugeborenenreanimation

Der erfolgreiche Einsatz der LMA Größe 1 bei 21 Neugeborenenreanimationen ist beschrieben [14]. Dieses Prinzip hat jedoch noch keine allgemeine Verbreitung gefunden.

Wirtschaftliche Aspekte

Der Anschaffungspreis der LMA liegt hoch, bei 265 DM + Mwst./ Stück für alle Größen, die LMA mit flexiblem Ansatzstück kosten derzeit 350 DM + Mwst. Dem steht eine Wiederverwendbarkeit von 200mal (nach Herstellerangaben) gegenüber. Legt man diese Daten zugrunde, kommt man auf Kosten von ca. 2,50 DM/Einsatz einschließlich der Wiederaufbereitung. Nach eigenen Erfahrungen dürfte sich die Benutzungsfrequenz bei schonender Handhabung sogar steigern lassen. Die Vermeidung von Einwegmaterial spart Entsorgungskosten.

Zusammenfassung

Die Kehlkopfmaske stellt neben Gesichtsmaske und Endotrachealtubus ein mittlerweile weit verbreitetes Instrument der Atemwegssicherung dar. Der Einsatz in der Kinderanästhesie kann als gut untersucht gelten und hat sich entsprechend in der alltäglichen Praxis bewährt. Der Einsatz in Notfällen wird die Ausnahme bleiben, kann jedoch nur gelingen, wenn in der Routine der Umgang geübt wird.

Literatur

1. Alexander CA, Leach AB, Thompson AR, Lister JB (1988) Use your brain! (Letter). Anaesthesia 43: 8931
2. Brain AIJ (1983) The laryngeal mask – A new concept in airway management. Br J Anaesth 55: 801–805
3. Braun U, Fritz U (1994) Die Kehlkopfmaske in der Kinderanästhesie. Anästhesiol Intensivmed Notfallmed Schmerzther 29: 286–288
4. Brimacombe J (1995) The advantages of the LMA over the tracheal tube or facemask: a meta – analysis. Can J Anaesth 42: 1017–1023
5. Brimacombe J (1996) Analysis of 1500 laryngeal mask uses by one anaesthesist in adults undergoing routine anaesthesia. Anaethesia 51: 76–80
6. De Mello WF, Kocan M (1990) The laryngeal mask in failed intubation. Anaesthesia 45: 689–690
7. Fawcett WJ, Ravilla A, Redford P (1991) The layngeal mask airway in children. Can J Anaesth 38: 685–686
8. Fröhlich D, Schwall B, Funk W, Hobbhahn J (1997) Laryngeal mask airway and uncuffed tracheal tubes are equally effective for low flow or closed circuit anaesthesia in children. Br J Anaesth 79 (in print)
9. Hoerauf K, Fröhlich D, Koller Ch, Jakob W, Hobbhahn J (1996) Arbeitsbelastung im OP durch Isoflurane bei Verwendung der Larynxmaske. Gesundheitswesen 58: 341–345
10. John RE, Hill S, Hughes TJ (1991) Airway protection by laryngeal mask: a barrier to dye placed in the pharynx Anaesthesia 46: 366–367
11. Krier C, Hempel V (1994) Kehlkopfmaske (Editorial). Anästhesiol Intensivmed Notfallmed Schmerzther 29: 282–283
12. Langton JA, Wilson IG, Fell D (1992) Use of the laryngeal mask airway during magnetic resonance imaging. Anaesthesia 47: 532
13. Masson DG (1990) Forum: The laryngeal mask airway in children. Anaesthesia 45: 760–763
14. Paterson SJ, Bytne PJ, Molesky MG, Seal RF, Finuncane BT (1994) Neonatal resuscitation using the laryngeal mask airway. Anesthesiology 80: 1248–1259
15. Pennant JH, White PF (1993) The laryngeal mask airway, its uses in anesthesiology. Anesthesiology 79: 144–163
16. Verghese Ch, Brimacombe J (1996) Survey of laryngeal mask airway usage in 11910 patients: safety and efficacy for conventional and nonconventional usage. Anesth Analg 82: 129–133
17. Wilson IG (1993) The laryngeal mask airway in pediatric practice (editorial). Br J Anaesth 70: 124–125

Die flexible Larynxmaske zur Adenotomie

H. Hollnberger

Seit einiger Zeit bestehen zunehmend Bedenken über den Einsatz von Succinylcholin in der Kinderanästhesie bei elektiven Eingriffen. Die Berichte über tödliche Zwischenfälle [19, 21] im Zusammenhang mit Succinylcholin haben ihren Schlußpunkt in der Änderung der Indikation bei der Anwendung dieser Substanz gefunden [23]. Unter heutigen Gesichtspunkten hat Succinylcholin sein Indikationsspektrum in der elektiven Kinderanästhesie weitgehend verloren, für die Anwendung im Notfall ist es nach wie vor Mittel der ersten Wahl. Gerade bei kurzdauernden elektiven Eingriffen – wie der Adenotomie – bieten sich im medikamentösen Bereich und auch bei der Narkosetechnik Alternativen an, nämlich die Intubation mit nichtdepolarisierenden Muskelrelaxanzien, die Intubation ohne Verwendung eines Muskelrelaxans oder der Einsatz der Larynxmaske (LMA) anstelle einer Intubation. Mit der Einführung von Propofol in der Kinderanästhesie im Jahre 1985 [16] wurde ein intravenöses Anästhetikum eingeführt, das gerade bei Eingriffen im Hals-Nasen-Ohren-Bereich wesentliche Vorteile bietet. Elhakim [8] veröffentlichte 1992 eine Arbeit, in der er die Effekte von Thiopental und Propofol auf die laryngeale und pharyngeale Reaktivität bei Kindern verglich. Dabei wurden 60 Kinder, die sich einer Adenotonsillektomie unterzogen, untersucht. Unter der Anwendung von Propofol zur Narkoseinduktion war die hämodynamische Antwort auf die Laryngoskopie und Intubation deutlich reduziert. Auch Schnurer et al. [20] fanden ähnliche Ergebnisse. Zudem reduziert Propofol bei Kindern die Inzidenz des Erbrechens nach Tonsillektomie [2] und ist damit für die Anwendung bei der Adenotonsillektomie besonders von Vorteil.

Propofol zur Insertion der Larynxmaske (LMA)

Mit der Einführung der LMA durch Brain [3] 1983 trat eine neue
Anästhesietechnik in Konkurrenz zur endotrachealen Intubation
(ETT). Allsop [1] und Robinson et al. [18] suchten nach der idealen Propofoldosierung zur Insertion der LMA bei Kindern. Bei
beiden Untersuchern wurden die Kinder nicht prämediziert, nur
EMLA-Salbe wurde aufgetragen; beide Gruppen wurden primär intravenös eingeleitet. Allsop [1] fand bei einer Dosierung von
3,5 mg/kg KG Propofol mit Lidocain 0,5 mg/kg KG bei 95% akzep-
table Insertionsbedingungen, Robinson et al. [18] bei 4 mg/kg
Propofol mit Lidocain 1%. Obwohl es bei immerhin fast 60% der
Patienten unter 4 mg/kg KG Propofol zu Bewegungen von Glied-
maßen kam, folgert er, daß Propofol allein in der genannten Dosierung für die Insertion der LMA ausreicht. Anhand dieser Daten
stellt sich die Frage, ob es sinnvoll ist, Propofol allein bei der intravenösen Einleitung für die Insertion der LMA zu verwenden.
Hiller et al. [10] untersuchten bei 90 Kindern die Intubationsbedingungen unter Propofol und Alfentanil ohne Verwendung eines
Muskelrelaxans. Dabei zeigte sich für die Gruppe der 4- bis
10jährigen, daß bei Verwendung von Propofol 3 mg/kg KG, gemischt mit Lidocain 1 mg/kg KG und Alfentanil 0,020 mg/kg KG,
bei 95% der Patienten gute Intubationsbedingungen zu erzielen
sind. Davidson u. Gillespie [6] verglichen die Intubationsbedingungen mit und ohne Lidocainzusatz ohne Verwendung eines Re-
laxans. Sie fanden bessere Intubationsbedingungen und weniger
Husten in der Lidocaingruppe. Bei kurzen Eingriffen stellt die
Kombination von Propofol gemischt mit Lidocain und Alfentanil
zur Intubation eine Alternative zum Einsatz von Muskelrelaxanzien dar. Propofol verfügt über keine klassischen analgetischen Eigenschaften, eine Kombination mit einem hochwirksamen Opiat
wie Alfentanil zur Intubation ist v. a. bei einer reinen intravenösen Einleitung angezeigt.

Probleme bei der Insertion der LMA

Mason u. Bingham [15] untersuchten 1990 bei 200 Kindern den
Einsatz der LMA. Die Narkoseeinleitung erfolgte mit einem Gasge-
misch von Cyclopropan und Sauerstoff im Verhältnis 50 : 50 oder
unter Thiopentalapplikation ohne Verwendung eines Opioides. Da-

Tabelle 1. Probleme bei der Plazierung der LMA Größe 2. (Nach Mason u. Bingham [15])

Problem	Inzidenz [in %]
Erschwerte Passage der hinteren Pharynxkurvatur	5
Husten	2,5
Laryngospasmus	2
S_aO_2-Abfall > 5%	1,5
Atemanhalten	1
Erbrechen	0,5
Salivation	0,5

bei fanden sie die in Tabelle 1 aufgeführten Probleme bei der Plazierung der LMA Größe 2.

In 89% der Fälle konnten Mason u. Bingham bereits beim 1. Versuch die LMA erfolgreich plazieren. Dubreuil et al. [7] gelang es in 78% der Fälle beim ersten Versuch. Mason u. Bingham kommen zu dem Schluß, daß ein Großteil der Probleme bei Insertion der LMA durch eine ausreichende Narkosetiefe vermeidbar gewesen wäre.

Perioperative Probleme bei Intubation (ETT)

Williams u. Bailey [26] veröffentlichten 1993 eine Studie, in der sie die flexible LMA mit der Intubation zur Adenotonsillektomie verglichen. Sie untersuchten dabei 104 prämedizierte Kinder mit einem Durchschnittsalter von 11,3 beziehungsweise 9,3 Jahren. Vor der Extubation wurde bei allen Patienten fiberoptisch kontrolliert, ob sich Blut im Laryngotrachealbereich befindet. Williams u. Bailey fanden bezüglich Sättigungsabfall und Laryngospasmus bei der Extubation keine signifikanten Unterschiede. Allerdings sahen sie unter Verwendung von ungeblockten Tuben bei einem Großteil der Patienten Blut im Bereich des Larynx, der Trachea und sogar im Bereich der Carina (Tabelle 2).

Angaben über eine Tamponade im Bereich des Hypopharynx haben Williams u. Bailey in ihrer Studie nicht gemacht. Die Aspiration von Blut ereignet sich relativ häufig bei der ETT, nicht jedoch bei Verwendung der LMA perioperativ (Tabelle 3). Die Aspiration von Blut führt zu verstärktem Husten in der Aufwachphase. Probleme mit der LMA können v. a. bei großen Tonsillen (er-

Tabelle 2. Blut im Larynx. (Nach Williams u. Bailey [26])

Auftreten von Blut	LMA n = 34	ETT n = 39
Kein Blut	100%	46,2% *
Larynx	0%	33,3% *
Larynx und Trachea	–	12,8% *
Larynx und Carina	–	7,7% *

* p = 0,001

Tabelle 3. Aspiration von Blut. (Nach Williams u. Bailey [26])

Aspiration von Blut	Ja [n = 21]	Nein [n = 18]
Husten:		
Ja	6	0
Nein	15	18
		p<0,05

schwerte Positionierung der LMA) und bei voll geöffnetem Boyle-Davis-Spatel (Obstruktion) auftreten. Williams u. Bailey kommen zu dem Schluß, daß die LMA eine sichere Luftwegsalternative bei der Adenotonsillektomie ist. Bei Verwendung der LMA findet sich perioperativ kein Blut im Bereich des Larynx oder tiefer.

Eigene Studie

Dies war Ausgangspunkt für uns, eine eigene Studie durchzuführen. Verglichen werden sollten die Narkoseverfahren LMA-Narkose vs. Intubationsnarkose zur Adenotomie bei prämedizierten Kindern im Alter von 3–10 Jahren. Die Studie wurde von Fachärzten durchgeführt, die alle über eine ausreichende Erfahrung mit der LMA verfügten. Nach Zustimmung der Ethikkommission wurden 132 Kinder zur Adenotomie zwischen dem 3. und 10. Lebensjahr entsprechend ihrem Geburtsdatum randomisiert und der ETT- bzw. LMA-Gruppe zugeteilt. Nach oraler Prämedikation mit Midazolam 0,5 mg/kg KG und Applikation von EMLA-Creme wurden die Kinder intravenös mit Alfentanil 0,020 mg/kg KG und Propofol 3 mg/kg KG eingeleitet. Nach ca. 60 s erfolgte die Intubation bzw. Insertion. Die Narkose wurde als Lachgas-Sauerstoff-Halothan-Narkose aufrechterhalten. Die vitalen Kreislaufparameter sowie die Atemfunktionen wurden prä-, intra- und postoperativ überwacht und dokumentiert. Zwischenfälle, Ereignisse und Komplikationen (ZEK) wurden mit erfaßt. Am Operationsende wurde in beiden Gruppen fiberoptisch nach Blut gesucht, in der LMA-Gruppe wurde zusätzlich die Lage der LMA dokumentiert. Die hämodynamischen Parameter wurden vor Intubation, nach Intubation, am Operationsende, zur Extubation und im Aufwachraum gemessen. Vor der Extubation erfolgte die fiberoptische Kontrolle zum Sitz der LMA und die Suche nach Blut. Zum Zeitpunkt der Extubation war der Patient schlafend mit suffizienter Spontanatmung. Die Auswertung der Daten erfolgte mit dem χ^2-Test.

Ergebnisse

Es wurden 132 Kinder (ETT = 66, LMA = 66) untersucht. Die Gruppen sind hinsichtlich Alter (ETT = 61±21 Monate, LMA = 64±24 Monate), Gewicht (ETT = 20,1±6,1 kg, LMA = 20,1±6,1 kg) und ASA-Klassifikation vergleichbar. Die LMA ließ sich bei der genannten Dosierung völlig problemlos plazieren. Es kam bei der Einleitung weder zum Laryngospasmus noch zum Bronchospasmus. Leichter Husten trat nur in 3% bei der LMA-Gruppe auf, zu starkem Husten kam es nicht. Bei der ETT-Gruppe husteten bei der Intubation 32% leicht, 18% stärker. Der Unterschied zur LMA-Gruppe war hochsignifikant (p<0,001; Tabelle 4).

Auffällig war, daß der Husten erst nach der Intubation erfolgte. Die Stimmbänder waren vor der Intubation immer offen. Auch in der ETT-Gruppe kam es zu keinem Laryngo- oder Bronchospasmus. Die Fixierung der LMA durch den Mundsperrer gestaltet sich aufgrund des größeren äußeren Durchmessers der LMA schwieriger (Sperrer nach McIvor). Ein leichter Zug auf die LMA vor der Fixation durch den Sperrer führte zu einer erleichterten Fixation. Erst anschließend wurde die LMA zusätzlich mit einem Pflasterstreifen gesichert (Abb. 1 und 2).

Tabelle 4. Reaktion bei Intubation/Insertion

Reaktion	ETT [n = 66]	LMA [n = 66]
Keine Reaktion	33*	64
Leichtes Husten	21*	2
Starkes Husten	12*	0

*p<0,001

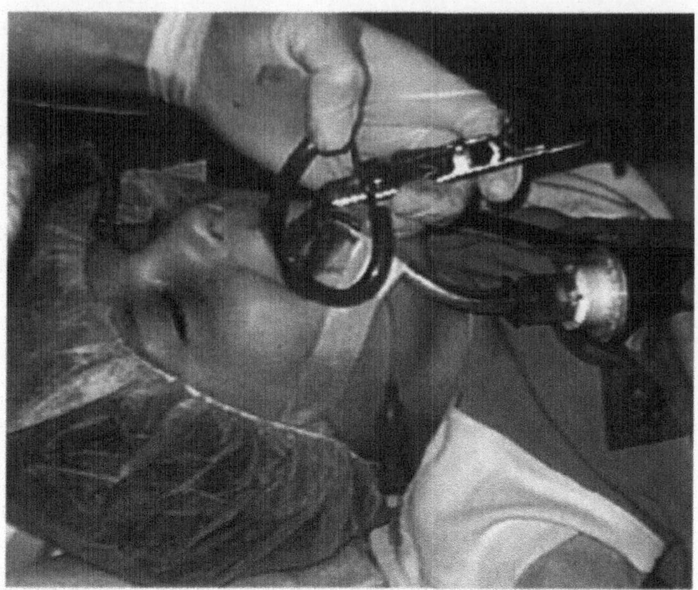

Abb. 1. Fixierung des Mundsperrers

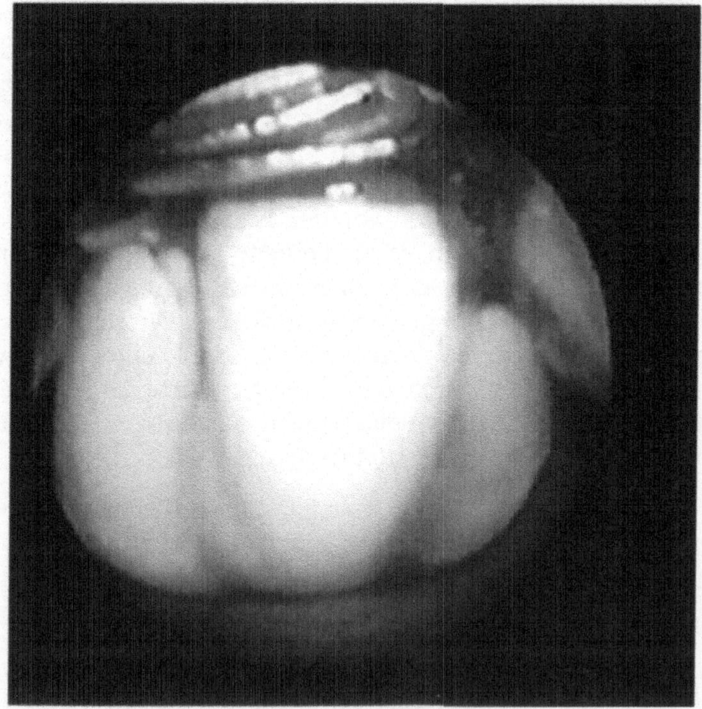

Abb. 2. Blick auf die liegende LMA im Hypopharynx. Fixierung durch Spatel nach McIvor [eigene Studie]

Die hämodynamischen Parameter der beiden Gruppen sind nahezu identisch. Herzfrequenz, Sauerstoffsättigung und Blutdruck zeigen keine Unterschiede (Abb. 3 und 4).

In der Phase der Extubation fällt auf, daß die Kinder der LMA-Gruppe wesentlich seltener den Atem anhielten und seltener und weniger heftig husteten. Der Unterschied war jeweils hochsignifikant (Abb. 5 und 6).

Laryngospasmen traten in der LMA-Gruppe 2mal auf (entspricht 3%). Dabei war 1 Laryngospasmus geringradig, 1 Laryngospasmus mäßig mit Sättigungsabfall. Bei letzterem hatten wir wegen sehr großer Tonsillen bereits mit der Insertion der LMA Pro-

Abb. 3.
Hämodynamische
Parameter: Blutdruck

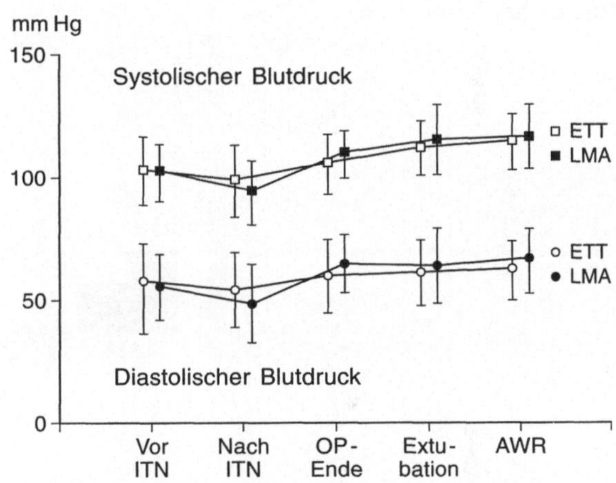

Abb. 4. Verhalten von
Herzfrequenz und
O$_2$-Sättigung

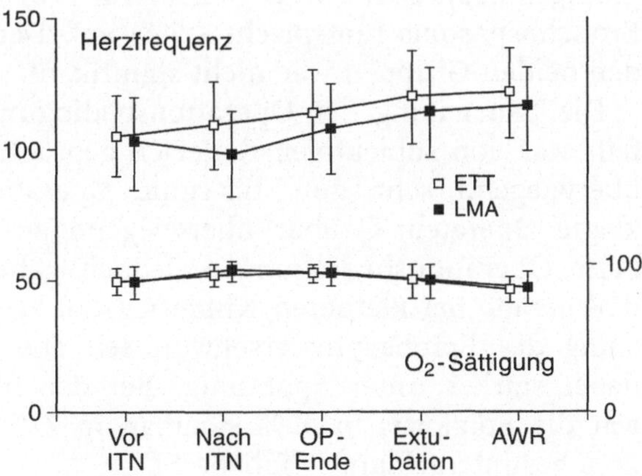

Abb. 5.
Atemanhalten bei
Extubation

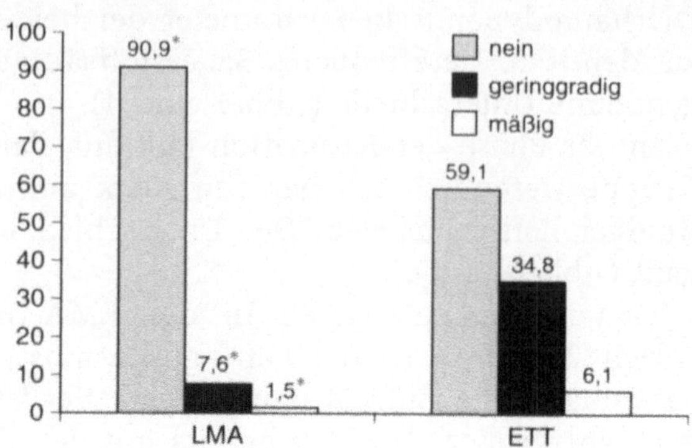

Abb. 6.
Husten bei Extubation

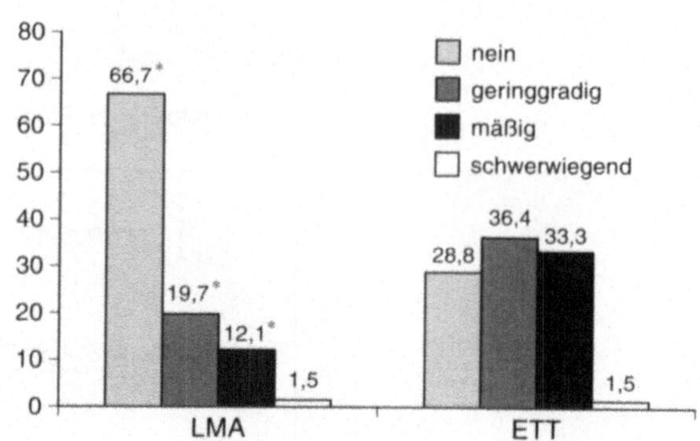

bleme und benötigten 3 Versuche. Dabei kam es zusätzlich auch zu einem kleinen Gaumensegelhämatom. Ansonsten traten keine weiteren Probleme auf. In der ETT-Gruppe trat 2mal ein geringgradiger Laryngospasmus (entspricht 3%) und ein geringgradiger Bronchospasmus (entspricht 1,5%) auf. Der Unterschied zwischen den beiden Gruppen war nicht signifikant.

Die Beurteilung der Operationsbedingungen durch den Operateur war von subjektiven Kriterien geprägt. Während Operateur A überwiegend sehr gute bis gute Operationsbedingungen hatte, klagte Operateur C über überwiegend ausreichende bis mangelhafte Operationsbedingungen. Jedoch gaben alle Operateure an, daß gerade bei kleineren Kindern (<20 kg KG) die digitale Austastung des Epipharynx erschwert sei. Die Gaumensegel kommen dabei stärker unter Spannung. Bei der fiberoptischen Kontrolle war die Epiglottis in 52% sichtbar, in 22% nicht sichtbar und in 26% heruntergeklappt (Tabelle 5).

Tabelle 5. Fiberoptische Kontrolle zum Sitz der Larynxmaske	Epiglottis	LMA Größe 2
	– sichtbar	52%
	– nicht sichtbar	22%
	– heruntergeklappt	26%

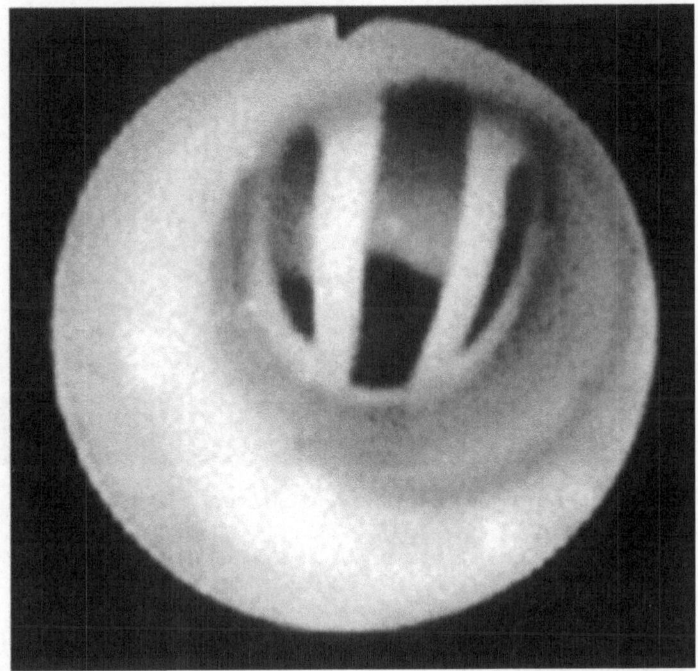

Abb. 7. Fiberoptische Kontrolle der LMA und Suche nach Blut: Blick auf den Maskenansatz

Wir haben hier ähnliche Ergebnisse, wie in der Literatur bei Dubreuil et al. [7] beschrieben. Die sichtbare oder auch heruntergeklappte Epiglottis führte in keinem Fall zu Undichtigkeiten oder Beatmungsproblemen. Eine blinde ETT durch die LMA hindurch kann bei Kindern daher nicht empfohlen werden. Die fiberoptische Kontrolle erstreckte sich in unserer Studie nur bis zur Stimmbandebene mit Blick auf den subglottischen Bereich, nicht tiefer. Bei keinem Patienten der LMA-Gruppe wurde primär Blut im Bereich der Stimmbandebene oder subglottisch gefunden (vgl. Abb. 7–9).

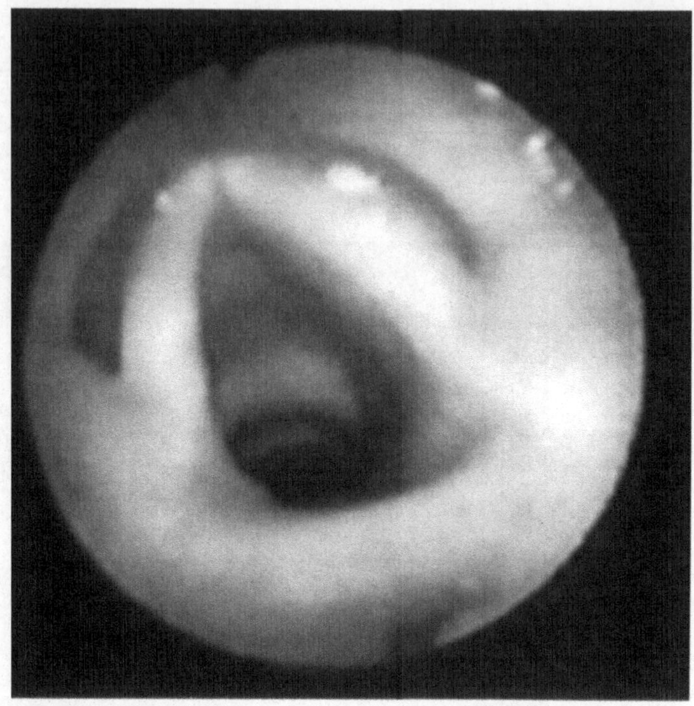

Abb. 8. Fiberoptische Kontrolle der LMA und Suche nach Blut: Blick auf den Kehlkopfeingang

Jedoch kam es bei 2 Patienten während der fiberoptischen Untersuchung zu einem kurzen Hustenstoß. Dabei konnte über die Fiberoptik das Eindringen von Blut an den inneren Rand der LMA beobachtet werden. Es kam zu keiner Kontamination der Stimmbänder oder des subglottischen Bereiches mit Blut. Beide Fälle wurden per Video dokumentiert. Auch bei der fiberoptischen Kontrolle der Endotrachealtuben fanden wir in 2 Fällen Blut, einmal im Bereich des Tubus, einmal im Bereich des rechten Mittel- und Unterlappens.

Diskussion

Mit der Einführung der LMA durch Brain [3] hat sich ein Anästhesieverfahren etabliert, das in Konkurrenz zur Masken- und zur Intubationsnarkose steht. Gerade bei kurzdauernden Eingriffen, wie bei Adenotomien, stellen der Verzicht auf Muskelrelaxanzien

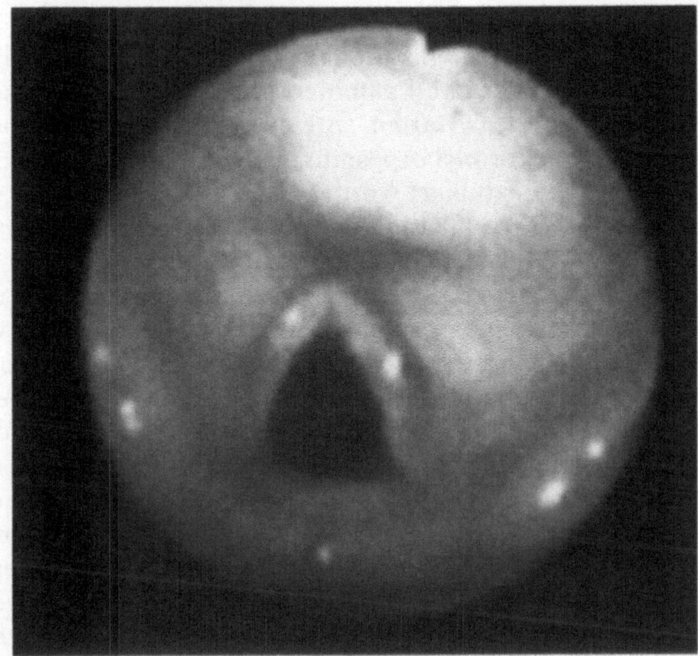

Abb. 9. Fiberoptische Kontrolle der LMA und Suche nach Blut: Blick in die Trachea

und der Einsatz der LMA mögliche Alternativen zur Intubations-narkose dar. Dabei bietet die LMA den Vorteil der geringeren Invasivität [26]. Brimacombe [4] hat in einer Metaanalyse die Vorteile der LMA klar dargelegt. Bei 858 Anwendungen fand er eine leichtere und schnellere Plazierbarkeit, eine bessere hämodynamische Stabilität, einen geringeren Anästhetikaverbrauch für die Toleranz des Luftweges und eine geringere Inzidenz für Husten oder Halsschmerzen bei Verwendung der LMA. Auch Klockgether-Radke et al. [12] fanden bei Kindern, die sich einer Strabismusoperation unterzogen, eine geringere Inzidenz von Halsschmerzen, Kratzen im Hals, Kloßgefühl und Heiserkeit. Splinter et al. [22] dagegen berichten von kinderchirurgischen Patienten, daß es postoperativ unter Anwendung der LMA zu etwas mehr Halsschmerzen kam. Die aufgetretenen Halsschmerzen wurden dabei immer als mild eingestuft. In der Arbeit wurden keine Angaben darüber gemacht, mit wieviel Milliliter die LMA geblockt wurde bzw. wie hoch der Druck im Cuff war.

Zur Frage, wann bei Anwendung der LMA extubiert werden soll, gibt es 2 interessante Arbeiten. Laffon et al. [13] fanden bei kinderchirurgisch behandelten Patienten, daß sich die Zahl der respiratorischen Komplikationen signifikant verringern läßt, wenn noch im Schlafzustand extubiert wird. Als respiratorische Komplikationen wurden Husten, Atemwegsverlegung, Apnoe, Laryngospasmus und Bronchospasmus genannt. Bei den Kindern, die im Wachzustand extubiert wurden, kam es zu doppelt so vielen respiratorischen Komplikationen. Webster et al. [25] veröffentlichten 1993 eine vergleichende Studie zur Adenotonsillektomie bei Kindern. Sie fanden, daß es unter Verwendung der LMA und Extubation am schlafenden, spontan atmenden Patienten zu weniger Sättigungsabfällen, Laryngospasmen, Husten und Stridor kam. Haden et al. [9] publizierten eine Arbeit, in der sie bei 9600 Kindern, die sich einer Augenoperation unterzogen, eine signifikant niedrigere Inzidenz von Laryngospasmen in der LMA-Gruppe fanden, nämlich 0,9% vs. 3,4% bei Intubation. Wir extubierten in unserer Studie am schlafenden Patienten in suffizienter Spontanatmung. Es kam im Vergleich zur ETT-Gruppe zu wesentlich weniger Atemanhalten und weniger Husten. Die postoperative Aufwachphase verläuft damit ruhiger und für die Patienten angenehmer. Große Tonsillen („kissing tonsils") können die Insertion der LMA erschweren, aber auch nach der Extubation Probleme bereiten. Dabei sind große Tonsillen per se mit einem erhöhten Risiko der Atemwegsobstruktion [5] verbunden. Bei Kindern mit großen Tonsillen ist daher bei Narkoseein- und -ausleitung besondere Vorsicht geboten. Die fiberoptische Kontrolle zum Sitz der LMA zeigte eine große Streuung, wie sie auch in der Literatur [7] beschrieben ist. Trotzdem war die LMA in allen Fällen dicht. Zum Eindringen von Blut kam es nur in 2 Fällen, provoziert durch den Hustenstoß des Patienten während der fiberoptischen Untersuchung. Auch in der ETT-Gruppe fanden wir nur bei 2 Patienten Blut, jedoch hier im Trachealbereich. Während Williams u. Bailey [26] bei intubierten Patienten in über 50% der Fälle Blut im Laryngotrachealbereich fanden, waren es in unserer Studie nur 3%. Williams u. Bailey verwenden Tuben ohne Cuff, an unserer Klinik werden bei diesen kurzen Eingriffen seit 17 Jahren Tuben mit Cuff verwendet. Traumatische Schäden, wie bei Holzki [11] ausführlich für Notfallpatienten beschrieben, wurden in diesem Zeitraum bei ca. 15000 HNO-Eingriffen nicht beobachtet.

Nachteile der LMA bei der Adenotomie

Verghese u. Brimacombe [24] berichten in einer großen Studie mit 11 910 Patienten nur bei 0,37% über das Auftreten problematischer Ereignisse bei Verwendung der LMA. Die Inzidenz einer Regurgitation wird mit 0,03% angegeben, die der Aspiration mit 0,009%. Dennoch bietet die LMA keinen vollkommenen Aspirationsschutz [17] und ist daher bei Kindern, deren Nüchternheit nicht geklärt ist, nicht indiziert. Schwere Aspirationspneumonien sind bei Anwendung der LMA beschrieben [14]. Die LMA hält die Atemwege zwar frei, sichert diese aber nicht hundertprozentig. Bei ihrer Anwendung ist damit erhöhte Aufmerksamkeit geboten. Das große Außenlumen der LMA erschwert die Fixation mit den herkömmlichen Mundsperrern. Einen speziell für die LMA entwickelten Sperrer gibt es derzeit noch nicht. Der Zeitpunkt der Fixation der LMA durch den Mundsperrer erfordert die volle Aufmerksamkeit des Anästhesisten. Die tracheale Absaugung durch die LMA hindurch ist, sollte sie nötig sein, erschwert, ebenso die digitale Austastung des Epipharynx bei kleineren Kindern. Die Anwendung der LMA hängt sicher auch nicht unwesentlich von der Kooperationsbereitschaft des Operateurs ab.

Vorteile der LMA zur Adenotomie

Der Einsatz der LMA zur Adenotomie hat zahlreiche Vorteile. Das Verfahren ist weniger invasiv als die ETT. Jede Intubation, auch die des Erfahrenen, führt zu subepithelialem Ödem, Mikroblutungen und kleinen Druckstellen [11]. Die LMA schont die laryngealen Strukturen und die tracheale Schleimhaut. Bei speziellen Berufen wie Sängern (im Jugendbereich z. B. Knabenchor) kann der bewußte Verzicht auf eine Intubation sinnvoll sein. Für Kinder mit hyperreaktivem Bronchialsystem, Pseudokruppanamnese etc. ist das weniger invasive Vorgehen von großem Nutzen. In der Extubationsphase kommt es zu weniger Husten, Pressen und Würgen. Zusätzlich bietet sich die LMA als Alternative bei anatomischen Besonderheiten wie schwieriger Intubation oder Trachealstenose an.

Zusammenfassung

- Der Einsatz der LMA zur Adenotomie stellt bezüglich der Indikation einen Grenzbereich dar.
- Die Anwendung der LMA zur Adenotomie ist in der Hand des Geübten eine sichere Alternative zur Intubationsnarkose.
- Eine ausreichende Narkosetiefe bei Insertion der LMA und perioperativ ist wesentlich für die Sicherheit des Luftweges.
- Die Akzeptanz des Verfahrens hängt von der Kooperationsbereitschaft des Operateurs ab.
- Perioperativ kommt es bei Anwendung der LMA zur Adenotomie zu keiner Kontamination des Larynx und der Trachea mit Blut. Kommt es vor der Extubation zu Husten, so muß mit dem Eindringen von Blut in die LMA gerechnet werden.
- Die Extubation beim schlafenden Patienten in ausreichender Spontanatmung ist komplikationsloser und daher zu empfehlen.
- Bei Verwendung der LMA kommt es bei Extubation zu deutlich weniger Atemanhalten und weniger Husten
- Bei fiberoptischer Lagekontrolle der LMA ist in einem großen Prozentsatz die Epiglottis sichtbar oder auch heruntergeklappt. Eine Intubation durch die LMA sollte daher nur unter fiberoptischer Kontrolle erfolgen.
- Einer Äußerung von Wilson [27] folgend, sollte die Anwendung der LMA dem erfahrenen Anästhesisten vorbehalten bleiben. Dieser hat sicherzustellen, daß jüngere Kollegen erst Erfahrungen in der herkömmlichen Atemwegssicherung bei Kindern erlangen, bevor sie die LMA anwenden.

Literatur

1. Allsop E, Innes P, Jackson M, Cunliffe M (1995) Dose of propofol required to insert laryngeal mask airway in children. Paediatr Anaesth 5: 47–51
2. Barst SM, Markowitz A, Yossefy Y, Abramson A, Lebowitz P, Bienkowski R (1995) Propofol reduces the incidence of vomiting after tonsillectomy in children. Paediatr Anaesth 5: 249–252
3. Brain AIJ (1983) The laryngeal mask airway – a new concept in airway management. Br J Anaesth 55: 801–805
4. Brimacombe J (1995) The advantages of the LMA over the tracheal tube or facemask: a meta-analysis. Can J Anaesth 42/11: 1017–1023
5. Brodsky L (1989) Modern assessment of tonsils and adenoids. Pediatr Clin North Am 36: 1551–1569

6. Davidson JAH, Gillespie JA (1993) Tracheal intubation after induction of anaesthesia with propofol, alfentanil and i.v. lignocaine. Br J Anaesth 70: 163–166

7. Dubreuil M, Laffon M, Plaud B, Penon C, Ecoffey C (1993) Complications and fiberoptic assessment of size 1 laryngeal mask airway. Anaesth Analg 76: 527–529

8. Elhakim M (1992) Effects of thiopentone and propofol on pharyngeal and laryngeal reactivity in children. Acta Anaesthesiol Italica 43 (Suppl): 137–141

9. Haden RM, Pinncock CA, Campbell RL (1994) The laryngeal mask airway for intraocular surgery. Br J Anaesth 72: 496

10. Hiller A, Klemola UM, Saarnivaara L (1993) Tracheal intubation after induction of anaesthesia with propofol, alfentanil and lidocain without neuromuscular blocking drugs in children. Acta Anaestesiol Scand 37: 725–729

11. Holzki J (1993) Die Gefährdung des kindlichen Kehlkopfes durch Intubation im frühen Kindesalter. DÄB 90: 1131–1134

12. Klockgether-Radke A, Gerhardt D, Mühlendyck H, Braun U (1996) Einfluß der Kehlkopfmaske auf postoperatives Erbrechen und Halsschmerzen bei Kindern. Anästhesist 45: 1085–1088

13. Laffon M, Plaud B, Dubousset AM, Ben Haj'hmida R, Ecoffey C (1994) Removal of laryngeal mask airway: airway complications in children, anaestesized vs. awake. Paediatr Anaesth 4: 35–37

14. Lussmann RF, Gerber HR (1997) Schwere Aspirationspneumonie mit Larynxmaske, Anästhesiol Intensivmed Notfallmed Schmerzther 32: 194–196

15. Mason DG, Bingham RM (1990) The laryngeal mask airway in children. Anaesthesia 1990: 45: 760–763

16. Purcell-Jones G, James IG (1985) The characteristics of propofol (diprivan) for induction of general anaesthesia for pediatric surgery. Postgrad Med J 61 (Suppl): 115

17. Rieger A, Haß I, Eyrich K (1994) Die Larynxmaske. Minim Invas Med 5: 99–109

18. Robinson DN, Shaikh, Best CJ (1994) Laryngeal mask airway placement in pediatric patients: a comparison of two general anaesthetic techniques. Paediatr Anaesth 4: 371–374

19. Rosenberg H; Gronert GA (1992) Intractable cardiac arrest in children given succinylcholin. Anestesiology 77: 1054

20. Schnurer U, Gassner F, El Khatib M, Tolksdorf W (1997) Die Anwendung der Larynxmaske bei Adenotomien im Kindesalter – Ein Vergleich zur endotrachealen Intubation. Anästhesiol Intensivmed Notfallmed Schmerzther 32: 155–163

21. Schulte-Sasse U, Eberlein HJ (1994) Auf Succinylcholin kann in der Anästhesie verzichtet werden. Anästhesiol Intensivmed Notfallmed Schmerzther 29: 115–119

22. Splinter WM, Smallman B, Rhine FJ (1994) Postoperative sore throat in children and the laryngeal mask airway. Can J Anaesth 41: 1081–1083

23. Stellungnahme der DGAI zum Einsatz von Succinylcholin (1995) Anästhesiol Intensivmed 1/2: 31–32

24. Verghese C, Brimacombe J (1995) Survey of laryngeal mask airway usage in 11910 patients: Safety and efficacy for conventional and nonconventional usage. Anaest Analg 82: 129–133
25. Webster AC, Morley-Forster PK, Dain S, Ganapathy S, Ruby R, Cook MJ (1993) Anaesthesia for adenotonsillectomy: a comparison between tracheal intubation and the armoured laryngeal mask airway. Can J Anaesth 40: 1171–1177
26. Williams PJ, Bailey PM (1993) Comparison of the reinforced laryngeal mask airway and tracheal intubation for adenotonsillectomy. Br J Anaesth 70: 30–33
27. Wilson IG (1993) Editoral. Br J Anaesth 70: 124–125

Diskussion *zu Teil 2*

■ **Frage:** Welche Indikationen hat die LMA?

■ **Antwort:** Periphere Eingriffe inklusive Ophthalmochirurgie, Bauchdeckeneingriffe, z. B. Herniotomien, diagnostische Eingriffe der Radiologie und ähnliche Operationen, bei denen ein Zugang zur LMA möglich bleibt.

■ **Frage:** Ist eine besondere Eignung der LMA bei Kindern mit akutem Infekt des oberen Respirationstraktes oder hyperreaktivem Bronchialsystem gegeben?

■ **Antwort:** Ja. Ein Problem kann die Absaugung von Trachealsekret sein.

■ **Frage:** Kann die LMA bei schwieriger Intubation hilfreich sein?

■ **Antwort:** Die LMA kann die fiberoptische Intubation nicht ersetzen. Als Leitschiene und Atemwegssicherung kann sie dabei eine wertvolle Hilfe darstellen. Bei geeigneten Eingriffen kann die Intubation umgangen werden, wenn die LMA in Spontanatmung plazierbar ist. Ausreichende Erfahrungen mit der seit kurzem angebotenen Intubations-LMA liegen noch nicht vor.

■ **Frage:** Ist die LMA beim Einsatz in der Notfallmedizin dem Tubus überlegen?

■ **Antwort:** Nein. Die LMA bietet keinen Aspirationsschutz der nicht nüchternen Notfallpatienten. Bei Reanimationen können keine Medikamente endotracheal appliziert werden. Die LMA sichert den Atemweg nicht so gut wie der Tubus, v. a. bei Epiglottitis, Pseudokrupp oder Asthmaanfällen. Beatmungsdrücke wesentlich über 20 mmHg sind nicht erreichbar. Damit ist auch der Einsatz in der Neugeborenenreanimation nicht zu empfehlen. Bei nicht möglicher Intubation ist ein Versuch mit der LMA gerechtfertigt. Dies ist jedoch ohne Übung in Standardsituationen schwierig.

■ **Frage:** Sollte vor Insertion einer LMA eine Magensonde plaziert werden?

■ **Antwort:** Das kann zur Entlastung von insufflierter Luft oder Absaugen von Nüchternsekret sinnvoll sein. Ob dies zur Reduktion eines Refluxes und zur Senkung eines hypothetischen Aspirationsrisikos beiträgt, ist nicht untersucht. Zur Frage eines intraoperativen Liegenlassens der Sonde bestehen unterschiedliche Ansichten.

■ **Frage:** Wie können plötzliche, durch operative Reize verursachte Anstiege der Atemwegsdrücke (Laryngo- und Bronchospasmen) behandelt werden?

■ **Antwort:** Primär sollte man diese vermeiden, entweder durch eine ausreichend tiefe Narkose oder Kombination mit Regionalanästhesien. Letztere ermöglichen zusätzlich die Spontanatmung über die LMA. Die Behandlung besteht in Narkosevertiefung und/oder Relaxation.

■ **Frage:** Wie kann man die Gleitfähigkeit der LMA verbessern?

■ **Antwort:** Die dorsale Seite wird mit künstlichem Speichel benetzt. Lidocain sollte nicht verwendet werden, da Stimmbandlähmungen und Schluckstörungen zu befürchten sind. Die ventrale Seite sollte nicht benetzt werden.

■ **Frage:** Kann die LMA auch nach inhalativer Einleitung verwendet werden?

■ **Antwort:** Ja. Auf eine ausreichende Narkosetiefe ist zu achten. Die erforderliche endtidale Konzentration ist dabei deutlich geringer als zur Intubation (1,2×MAC), so daß die Spontanatmung oft erhalten werden kann. Dies sollte jedoch nicht mit unzureichender Analgesie erkauft werden. Zahlreiche Publikationen zeigen einen Zusammenhang zwischen unzureichender Analgesie und erhöhter Inzidenz von Atemwegsproblemen unter LMA. Die Analgesie kann auch durch Regionalverfahren erreicht werden.

■ **Frage:** Sind LMA dicht genug für die Beatmung mit positivem Druck oder sollte grundsätzlich Spontanatmung angestrebt werden?

■ **Antwort:** Korrekt plazierte LMA sind bei Atemwegsdrücken bis ca. 25 cm H_2O mindestens so dicht wie ungeblockte Tuben. Damit ist eine maschinelle Beatmung möglich. Spontanatmung ist unter Monitoring von $etCO_2$ und Zugvolumen möglich. Der gegenüber dem Tubus größere Totraum ist bei kleinen Kindern zu berücksichtigen. Es besteht zudem eine Neigung zur Atelektasenbildung, der mittels Druckunterstützung entgegengewirkt werden sollte.

■ **Frage:** Kann man bei Anwendung von LMA grundsätzlich auf den Einsatz von Muskelrelaxanzien verzichten?

■ **Antwort:** Die zur Insertion erforderliche Narkosetiefe kann inhalativ oder intravenös ohne Relaxanzien erreicht werden. Intraoperativ können zur Verbesserung der operativen Bedingungen Relaxanzien gegeben werden (Repositionen u. ä.). Ein manchmal auftretender Glottisschluß bei zu flacher Narkose (Schluckreflex) kann durch Relaxation therapiert werden.

■ **Frage:** Wie sollte die Beatmung über LMA überwacht werden?

■ **Antwort:** Die Standardverfahren Druck- und Volumenmessung sowie Kapnometrie wie bei der Intubationsnarkose reichen aus. Eine fiberoptische Lagekontrolle ist nicht erforderlich.

Teil 3:
Technische Neuentwicklungen

Seitenstromspirometrie im Kleinkindesalter

B. Pohl, R. Hofmockel, G. Benad

Die Sicherheit der Patienten während der Narkose ist heute durch die Möglichkeit einer kontinuierlichen Überwachung der Kreislaufparameter, Anwendung der Pulsoxymetrie sowie Bestimmung der Atemgase CO_2, O_2, N_2O und Inhalationsnarkotika, deutlich verbessert worden. Der Bestimmung der Beatmungsparameter, wie Druck, Atemzug- und Atemminutenvolumen, sind jedoch häufig aufgrund der relativ großen Entfernung der entsprechenden Sensoren vom Patienten Grenzen gesetzt. Seit Einführung der Seitenstromspirometrie besteht die Möglichkeit, die Qualität der Ventilation durch patientennahe Bestimmung der Beatmungsparameter sowie zusätzliche Informationen über die Compliance und Resistance besser zu gestalten. Eine kontinuierliche Überwachung der Lungenfunktion ist jetzt möglich geworden [12].

Seit Anfang der 90er Jahre wird von Datex Division of Instrumentarium Corp., Helsinki/Finnland, der sog. D-lite-Sensor für Erwachsene ab 20 kg KG [1, 13] und seit 1994 der Pedi-lite-Sensor für Kinder ab 3 kg KG bis 30 kg KG (Angaben des Herstellers) angeboten. Die ermittelten Daten können sowohl über den Ultima-V und Ultima-SV (Datex) als auch über den AS3 (Datex) mit entsprechender Software für erwachsene und pädiatrische Patienten numerisch oder in Form von Kurven bzw. Schleifen dargestellt werden.

Meßprinzip des D-lite- bzw. Pedi-lite-Sensors

Bei dem D-lite- bzw. Pedi-lite-Sensor handelt es sich um einen 10 cm bzw. 7,5 cm langen, leichtgewichtigen Konnektor, der neben einer Röhre C zur Gasprobenentnahme 2 Pitotröhren A und B enthält (Abb. 1).

Die Meßöffnung dieser rechtwinklig gebogenen Röhren befindet sich jeweils in einer der Strömungsrichtungen (inspiratorisch oder exspiratorisch). In Anwendung des Bernoulli-Gesetzes [18] (Abb. 2) für laminar strömende Flüssigkeiten und Gase wird ein in der Strömung befindliches Hindernis (Pitotrohr) von dem Gas umströmt, wobei sich das Gas vor dem Hindernis staut (Staupunkt).

Die Strömungsgeschwindigkeit ist im Staupunkt gleich Null, während die Strömungsgeschwindigkeit und der Druck im strömenden Gas in Ortshöhe des Staupunktes in größerer Entfernung vom Hindernis die Größen V_0 und p_0 (statischer Druck) abnehmen. Der Gesamtdruck (p) des Gases im Staupunkt ergibt sich aus der Summe des statischen Drucks (p_0) und des dynamischen Drucks (Dichte minus 1/2 V_0^2) wie folgt:

$$p = p_0 + \text{Dichte} - 1/2\,V_0^2 \quad \text{bzw.} \quad p - p_0 = \text{Dichte} - 1/2\,V_2^0 .$$

Fließt bei der Einatmung das Gas von Punkt A zu Punkt B, so wird am 1. Pitotrohr der Gesamtdruck p ermittelt – das 2. Pitotrohr wird benutzt, um die Größe von p_0 zu bestimmen. Aus dem sich ergebenden dynamischen Druck und der bekannten Dichte des Gasgemisches, die mittels Gasprobenentnahme bestimmt wird,

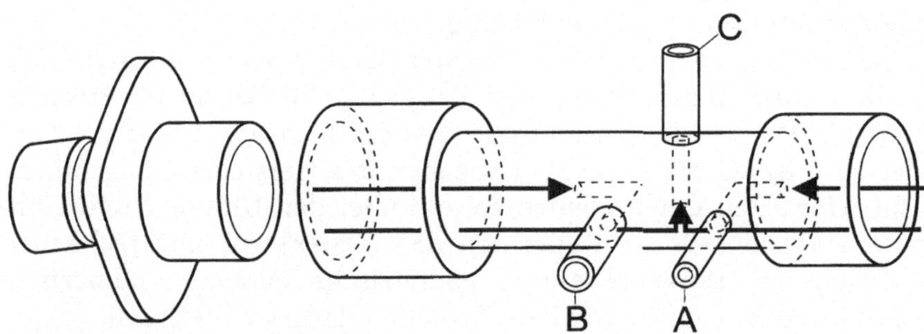

Abb. 1. Aufbau des Pedi-lite-Sensors

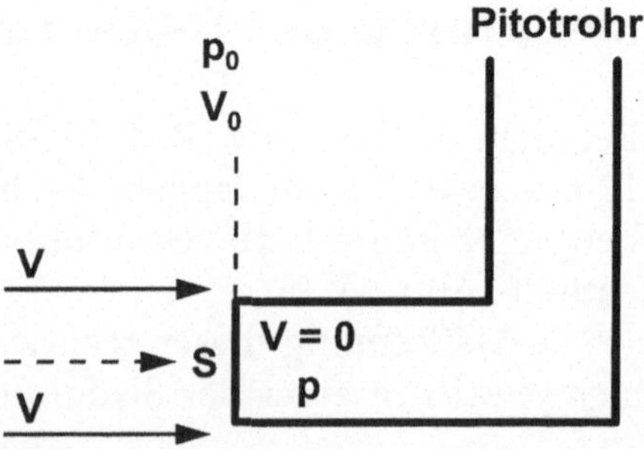

Abb. 2.
Zur Anwendung der Bernoulli-Gleichung; S Staupunkte, p_0 statischer Druck, V_0 Geschwindigkeit in Ortshöhe des Staupunktes, V Strömungsgeschwindigkeit (im Staupunkt $V=0$), p Gesamtdruck des Gases im Staupunkt, p–p_0 hydrodynamischer Druck

erfolgt die Berechnung der Strömungsgeschwindigkeit (V_0) und damit des Gasflusses. Der Flow-Wert wird über einen 3 m langen doppellumigen Schlauch (angeschlossen an Röhre A und B) als Druckdifferenz zum Drucksensor im Monitor übermittelt. Durch Integration des Flows über die Zeit wird das Atemzugvolumen bestimmt. Aus dem Atemzugvolumen und der Atemfrequenz wird das Atemminutenvolumen errechnet und gemittelt. Die Volumina werden auf BTPS-, ATPD- oder STPD-Bedingungen abgeglichen.

Da bei dieser Methode kein Gasflow im Doppellumenschlauch stattfindet, ist eine Beeinflussung der Messung durch Feuchtigkeit theoretisch ausgeschlossen. Dennoch können in der Praxis durch Feuchtigkeit im Sensor sowohl der Anschlußstutzen zum Gasprobenschlauch als auch der Anschlußstutzen zum Doppellumenschlauch verlegt und damit die Messung beeinträchtigt werden. Eine Ausrichtung der Anschlußstutzen nach oben wird aus diesem Grunde vom Hersteller bei extremer Feuchtigkeit empfohlen.

Der Pedi-lite bzw. D-lite mißt den Gasflow in beiden Richtungen, d. h. während der Inspiration und der Exspiration. Der Totraum des Pedi-lite-Sensors beträgt 2,5 ml, der des D-lite-Sensors 9,5 ml. Die Sensoren werden unmittelbar nach dem Tubus bzw. dem Beatmungsfilter patientennah plaziert. Inwieweit die durch das Pitotrohr ermittelten Atemzugvolumina den realen Werten entsprechen, untersuchten Wolf u. Volgyesi [19] bereits 1987. Die Autoren verglichen bei Säuglingen und Kleinkindern mit einem Körpergewicht von 3–20 kg die mit Hilfe eines modifizierten Pitotrohrs erzielten Atemzugvolumina mit denen, die durch einen Pneumotachographen ermittelt wurden. Beim Pneumotachographen handelt es sich um ein anerkanntes, für Strömungsmessungen verwendetes (erstmals von Fleisch beschriebenes) Gerät. Über Druckdifferenzen, die durch einen zwischen zwei Kammern befindlichen definierten Widerstand entstehen und die zur Atemstromstärke proportional sind, werden entsprechende Volumina pro Zeiteinheit berechnet. Zwischen beiden Meßverfahren wurden keine signifikanten Unterschiede ermittelt, so daß man annehmen muß, daß das Prinzip des modifizierten Pitotrohres dem Pneumotachographen gleichzustellen ist. Jedoch ist die Anwendung des Pneumotachographen zur routinemäßigen Überwachung der Ventilation in der Klinik aufgrund seiner Größe und seines Gewichtes sowie der zusätzlich notwendigen Beheizung nicht möglich.

Mit Hilfe der erfaßten Ventilationsparameter ist es möglich, die Präzision jedes Narkosegerätes zu erhöhen. Da das eingestellte Atemzugvolumen am Narkosegerät durch Veränderung des Frischgasflows, durch die totale Gerätecompliance, durch Leckagen im Kreissystem, den Lokalisationsort des Volumeters im System, die Resistance im Kreissystem sowie durch den Totraum im System beeinflußt wird, hat die patientennahe Lokalisation des Pedi-lite bzw. D-lite-Sensors eine wesentlich genauere Bestimmung der Parameter zur Folge. Die Genauigkeit der Volumenmessung wird mit $\pm 6\%$ und die Genauigkeit der Druckmessung mit $\pm 1,5$ cm H_2O für den D-lite-Sensor angegeben [8, 13]. Entsprechende Angaben zum Pedi-lite-Sensor liegen z. Z. noch nicht vor. Man kann durch die entsprechende Software für pädiatrische Patienten eine ähnliche Genauigkeit erwarten. Es bleibt die Frage zu beantworten, ob bei Verwendung eines Wärme-Feuchtigkeits-Filters die Meßparameter der Seitenstromspirometrie beeinflußt werden. Entsprechende Untersuchungen im Kinderanästhesiebereich liegen bisher nicht vor. Poulakka u. Juosela [15] untersuchten bei 35 erwachsenen Intensivtherapiepatienten die Atemzugvolumina in- und exspiratorisch, die Drücke (PEEP, Plateau, Peak) sowie $etCO_2$, etO_2, FIO_2 und die inspiratorisch-exspiratorische O_2-Differenz bei Plazierung des Filters vor bzw. nach dem D-lite-Sensor. Sie stellten signifikant höhere Peak- und Plateaudrücke (p_{peak} und p_{plat}) nach dem Filter fest, die in der geringen Flowresistance des Filters begründet liegen. Weiterhin wurden höhere $etCO_2$-Werte vor dem Filter und eine signifikant kleinere O_2-Differenz gemessen. Alle Ergebnisse wurden von den Autoren jedoch als klinisch zu vernachlässigen gewertet.

Inwieweit diese Ergebnisse auch für die jüngeren Altersklassen klinisch zu vernachlässigen sind, bleibt gezielteren Untersuchungen vorbehalten. Aus eigener Erfahrung können wir darauf hinweisen, daß es bei Kindern unter Benutzung der herkömmlichen Kinderbeatmungsfilter bei Anordnung des Filters vor dem Pedi-lite-Sensor zu einer Verminderung des $etCO_2$ kommen kann, wenn das erste Kondenswasser im Inneren des Beatmungsfilters sichtbar wird, was im allgemeinen nach 20 min der Fall ist. Nach Erneuerung des Filters werden wieder höhere $etCO_2$-Werte registriert. Veränderungen in der Atemschleife sind nicht festzustellen.

Meßparameter der Seitenstromspirometrie

■ Parameter der Seitenstromspirometrie

  1. Atemzugvolumen, in- und exspiratorisch (ml)
  2. Atemminutenvolumen, in -und exspiratorisch (l/min)

3. Atemwegsspitzendruck (cm H_2O)
4. Plateaudruck (cm H_2O)
5. endexspiratorischer Druck (cm H_2O)
6. Flow, Echtzeitkurve (l/s)
7. Atemvolumen in der ersten Exspirationssekunde (%)
8. Atemzeitverhältnis, Inspiration/Exspiration
9. dynamische Compliance, numerisch oder als Druck-Volumen-Schleife (ml/cm H_2O)
10. Resistance, als Flow-Volumen-Schleife (cm H_2O/l/s)
11. Atemfrequenz (1/min)

Neben dem allgemeinen Gasmonitoring, dazu zählen die O_2-, CO_2-, N_2O-Konzentration sowie die Konzentration der Inhalationsnarkotika (in- und exspiratorisch), werden mit Hilfe des Pedi-lite-Sensors Atemwegsdrücke (Peak- und Plateaudrücke und PEEP) sowie Atemzug- und Atemminutenvolumina gemessen.

Die Ergebnisse werden numerisch oder graphisch in Form von Kurven (Drücke, Flow) pro Atemzug sowie in Form von Schleifen (Druckvolumen, Flowvolumen) nach jedem 2. Atemzug in Echtzeit dargestellt. Die Complianceberechnung wie auch die Veränderungen der Resistance werden numerisch angezeigt. Weiterhin besteht zu jedem Zeitpunkt die Möglichkeit, neben der graphischen und numerischen Trenddarstellung (PEEP, p_{peak}, p_{plat}, Atemzugvolumen, Atemminutenvolumen, Compliance, Resistance) Atemschleifen zu speichern, die jederzeit zum Vergleich mit dem aktuellen Status eingeblendet werden können (Abb. 3).

Druckbezogene Parameter

Es werden Druckkurven aufgezeichnet, die durch die Art des Beatmungsgerätes bestimmt werden (Abb. 4). Bei modernen Geräten, die mit einer inspiratorischen Pause arbeiten, wird der Druck am Ende der Inspirationphase als Plateaudruck numerisch erfaßt oder anhand der Beatmungskurven erkennbar. Der während eines Atemzyklus auftretende maximale Druck in den Atemwegen kann als Spitzendruck (Peak) sowohl numerisch als auch in der Beatmungskurve wiedergegeben werden. Nicht zuletzt kann der vorhandene positive endexspiratorische Druck ebenfalls numerisch und/oder graphisch erkannt werden.

Abb. 3.
Das Speichern einer
Complianceschleife
beim Erwachsenen;
1 gespeicherte Schleife,
2 aktuelle Schleife,
3 Peak

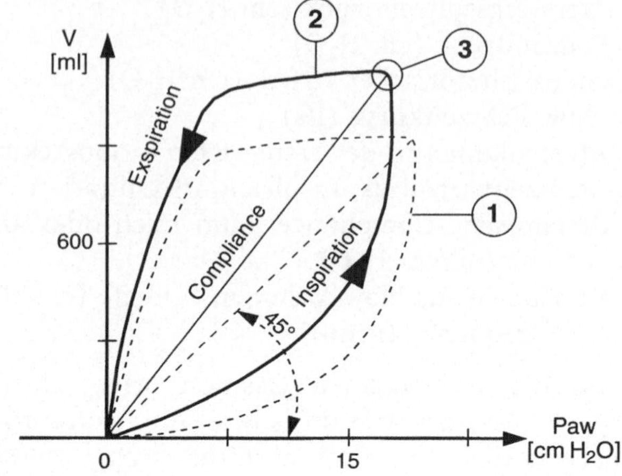

Abb. 4.
Beatmungsdruckkurve ei-
nes Narkosegerätes mit horizontalem Balg und inspi-
ratorischer Pause (z. B. Cicero EM, Dräger, Lübeck);
1–3 Inspiration, *3–1* Exspiration, *2–3* Pause, Plateaudruck

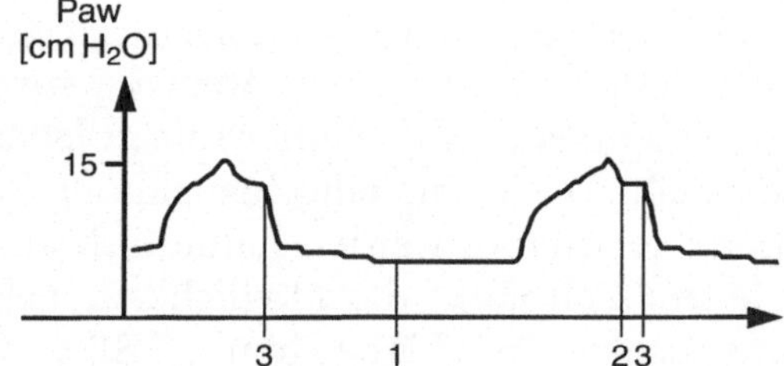

Compliance

Die Compliance ist ein Maß für die Volumendehnbarkeit der Lunge und des Thorax, wobei die Gesamtcompliance (Lungencompliance plus Thoraxcompliance) klinisch relevant ist. Zur Bestimmung der Compliance muß die während eines Atemzuges zur Vo-
lumenänderung auftretende Druckänderung gemessen und der
Quotient aus beiden gebildet werden:

Compliance = Volumenänderung/Druckänderung (transpulmonal).

Die Maßeinheit der Compliance ist ml/cm H_2O. Die Lungencompliance wird beeinflußt durch die Anzahl der elastischen Fasern
im Lungengewebe. Je größer die Masse an elastischem Gewebe ist,
desto größer ist die Fähigkeit der Lunge, sich ausdehnen zu können. Die Neugeborenenlunge weist eine geringe Zahl an elastischen Strukturen auf, wodurch nur eine relativ kleine Anzahl von

Alveolen belüftet wird. Die Dehnbarkeit der Lunge ist somit im Neugeborenenalter sehr gering. Das bedeutet, daß mit steigender Anzahl und zunehmendem Größenwachstum der elastischen Fasern während der Entwicklung die Compliance der Lunge ständig zunimmt. Der Wachstumsabschluß der elastischen Fasern und somit eine vollständige Lungenreife ist zwischen dem 16. und 20. Lebensjahr erreicht. In diesem Alter besteht eine maximale Compliance der Lunge. Mit Abnahme der Lungenelastizität im weiteren Alter ist auch eine Verringerung der Lungencompliance verbunden. Die Compliance des Neugeborenenthorax ist relativ hoch, d. h. es sind nur geringe Beatmungsdrücke notwendig, um den Thorax zu dehnen. Mit Verknöcherung der Rippen im zunehmenden Alter nimmt die Compliance des Thorax ab. Beim beatmeten Patienten wird statt des transpulmonalen (intrapleuralen) Druckes der Atemwegsdruck gemessen, so daß sich die für die Seitenstromspirometrie zu erwartende dynamische Patientencompliance aus dem Tidalvolumen dividiert durch den endinspiratorischen Plateaudruck minus PEEP ergibt:

$$\text{Compliance} = \text{Tidalvolumen}/P_{plat} - \text{PEEP}.$$

Die Normalwerte für die Compliance liegen beim intubierten Erwachsenen zwischen 35–100 ml/cm H_2O (s. Kasten) und bei intubierten Kindern bei >15 ml/cm H_2O. Wir ermittelten bei intubierten, lungengesunden Kleinkindern Werte zwischen 5 und 10 ml/cm H_2O, die wir als Normalwerte auffassen. In den ersten beiden Lebensjahren verändert sich aufgrund des unterschiedlich schnellen Wachstums der elastischen Fasern und der Zunahme ihrer Zahl der absolute Compliancewert sehr individuell, aber auch relativ drastisch [7]. Das bedeutet, daß mit numerischen Differenzen zu rechnen ist und daß die in dieser Altersklasse ermittelten Compliancewerte als relative Werte zu verwenden sind.

Altersabhängige Normalwerte für Compliance [14]
- Erwachsene: 70–100 ml/cm H_2O
- Neugeborene: 3–5 ml/cm H_2O
- Säuglinge: 10–20 ml/cm H_2O
- Kleinkinder: 20–40 ml/cm H_2O

Mit der Einleitung der Narkose kommt es bei den Kindern wie bei den Erwachsenen [3] zu einer Abnahme der Compliance [10, 17].

Sie kann durch Minderbelüftung leicht die Ursache für eine Hypoxie sein. Fletcher et al. [4, 5] konnten nachweisen, daß die Compliancewerte während der Anästhesie vom Atemzugvolumen und nicht von der Art der Beatmung abhängen. Sie untersuchten bei narkotisierten Säuglingen und Kleinkindern bis zum 3. Lebensjahr die Compliance während Spontanatmung, während Beatmung mit dem der Spontanatmung entsprechenden Atemzugvolumen und während Beatmung mit dem doppelten Tidalvolumen. Die Autoren ermittelten bei gleichen Atemzugvolumina keine signifikanten Unterschiede der Compliance, bei Verdopplung des Tidalvolumens jedoch eine eindeutige Zunahme der Compliance. Durch die graphische Darstellung der Compliance in Form der Druck-Volumen-Schleife ist es möglich, kurzfristig Veränderungen im Zusammenspiel von Druck und Volumen zu erkennen. Als Ursachen können u. a. eine inadäquate Muskelrelaxation, pharmakainduzierte Thoraxrigidität sowie ein erhöhter intrathorakaler bzw. intraabdominaler Druck in Frage kommen [8].

Die typische Form der Complianceschleife hängt v. a. von der Arbeitsweise des Anästhesiegerätes ab. Um eine eindeutige Bewertung der Ventilation vornehmen zu können, sollten die charakteristischen Atemschleifen des jeweiligen Narkosegerätes bekannt sein. Abbildung 5 zeigt die typische Druck-Volumen-Schleife bei einem Beatmungsgerät mit horizontalem Balg (Cicero EM, Dräger, Lübeck).

Die normale Complianceschleife bei einem lungengesunden Erwachsenen hat eine Neigung von 45° (Abb. 3). Ist sie vollständig geschlossen, so kann man von gleich großen Atemzugvolumina in Inspiration und Exspiration ausgehen. Bei nicht vollständig geblocktem Tubus bzw. bei Tuben ohne Blockung wird die Atemschleife in der Exspirationsphase unterbrochen sein. Ein numerischer Vergleich zwischen in- und exspiratorischem Atemzugvolumen spiegelt die Leckage als Ursache in Form eines niedrigeren Exspirationsvolumens wider. Bei niedriger Compliance im Kleinkindalter bzw. bei jeder Abnahme der Compliance wird die Neigung der Schleife kleiner als 45°. Je flacher die Schleife in Richtung Horizontalachse wird, desto kleiner ist die Compliance, d. h. es muß mehr Druck aufgewendet werden, um die Lunge mit dem nötigen Volumen zu füllen.

Abbildung 6 zeigt eine typische Druck-Volumen-Schleife bei einem lungengesunden 3jährigen Kind mit einem Körpergewicht von 14 kg. Das Kind ist mit einem ungeblockten Tubus (4,5 mm Innendurchmesser) intubiert. Die unterbrochene Complianceschleife weist auf eine Leckage durch den ungeblockten Tubus hin.

Abb. 5.
Typische Druck-Volumen-Schleife eines Narkosegerätes mit horizontalem Balg (z. B. Cicero EM, Dräger, Lübeck); *1–3* Inspiration, *3–1* Exspiration, *2–3* Pause, Plateaudruck

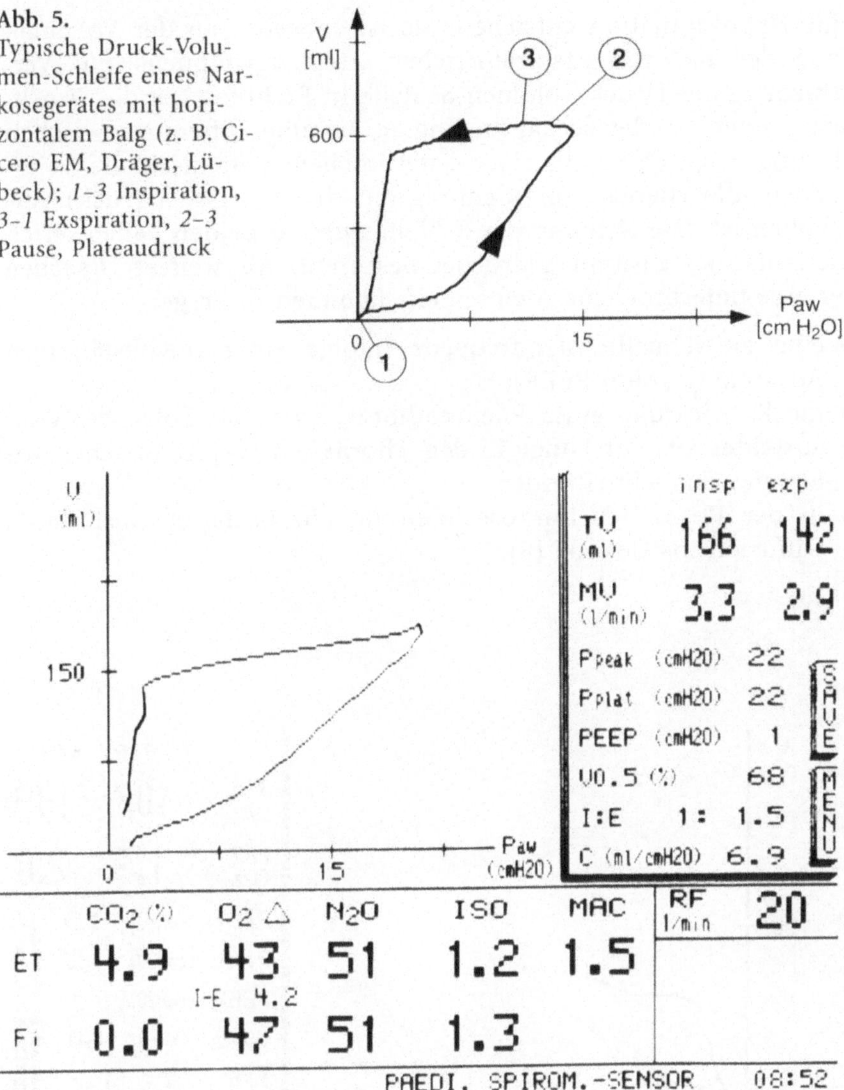

Abb. 6. Druck-Volumen-Schleife bei einem lungengesunden 3jährigen Kind (ungeblockter Tubus, 4,5 mm Innendurchmesser)

Im Vergleich dazu wird in Abb. 7 eine geschlossene Atemschleife bei einem lungengesunden 1 1/2 jährigen Kleinkind dargestellt, das mit einem ungeblockten Tubus (4,0 mm Innendurchmesser) intubiert ist, ohne daß dabei aber eine Leckage auftritt. Erhöht sich der Druck in den Atemwegen bei unverändertem Atemzugvolumen, z. B. durch Sekret oder einen abgeknickten Tubus, so kann

eine Hypoventilation entstehen. Sie ist entweder an der Verringerung des in- und exspiratorischen Atemzugvolumens mit Verschiebung der Druck-Volumen-Schleife in Richtung auf die Druck-
achse oder an der leckagebedingten Volumendifferenz zwischen
In- und Exspiration mit einer unterbrochenen Atemschleife zu erkennen, die ebenfalls in Richtung auf die Abszisse (Druck) ver-
schoben ist. Die Neigung der Schleife wird in beiden Fällen durch
die Höhe des Beatmungsdruckes bestimmt. Als weitere Ursachen
für eine unterbrochene Atemschleife kommen in Frage:

- eine zu schnelle Atemfrequenz infolge einer unvollständigen
  Ausatmung (Auto-PEEP);
- die Entwicklung eines Pneumothorax, wenn als Folge des Gas-
  austrittes aus der Lunge in den Thorax ein exspiratorischer Vo-
  lumenverlust eintritt oder
- in der Phase der Narkoseeinleitung ein Lachgasverlust durch
  Diffusion ins Gewebe [8].

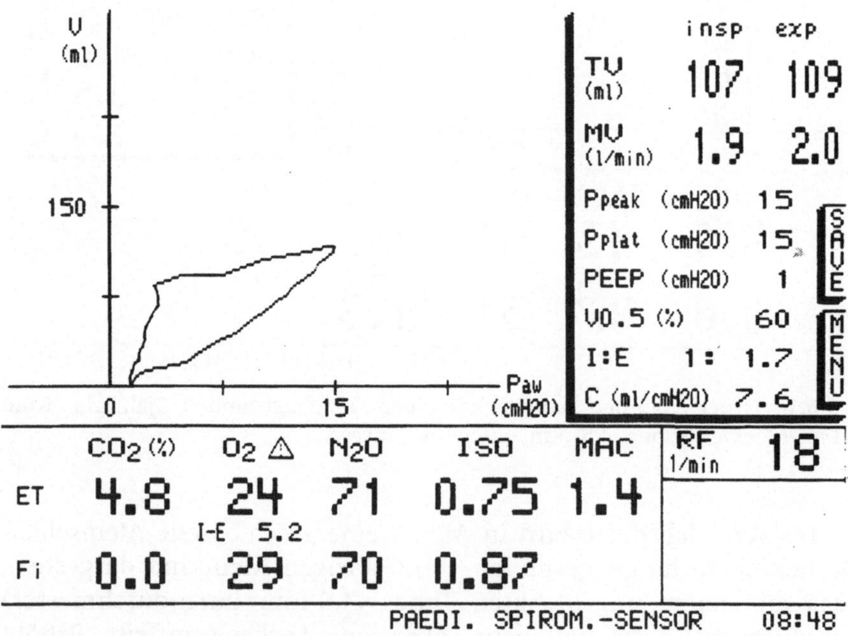

Abb. 7. Geschlossene Druck-Volumen-Schleife bei einem lungengesunden
1 1/2jährigen Kleinkind (ungeblockter Tubus, 4,0 mm Innendurchmesser)

Die große Elastizität des kindlichen Thorax und die kleinen räumlichen Verhältnisse führen nicht selten zu einer Beeinträchtigung der Ventilation, insbesondere wenn von Seiten der Operateure die Atembewegungen des Thorax behindert werden. Neben den hohen Atemwegsdrücken kann eine „typische" Kerbe im Exspirationsschenkel der Atemschleife auf diese Situation hinweisen (Abb. 8). Die in Abb. 8 dargestellte plumpe, flache Form der Druck-Volumen-Schleife wird außerdem durch die Bauchlagerung des 2jährigen Kindes bestimmt. Während der Abfall der Sauerstoffsättigung und der Anstieg des $etCO_2$ bisher als alleinige Hinweiskriterien für eine einseitige Intubation galten, ist diese Diagnose mit der Seitenstromspirometrie heute eindeutig schneller zu stellen [2]. Die Zunahme des Spitzendruckes (p_{peak}) bei gleichbleibenden Exspirationsvolumina und damit die Vergrößerung der Druck-Volumen-Schleife sind für die veränderte Atemmechanik infolge der Ein-Lungen-Intubation beweisend (Abb. 9). Dadurch ist eine Korrektur der Tubuslage noch vor dem Auftreten klinisch relevanter Symptome wie Sättigungsabfall und CO_2-Anstieg möglich.

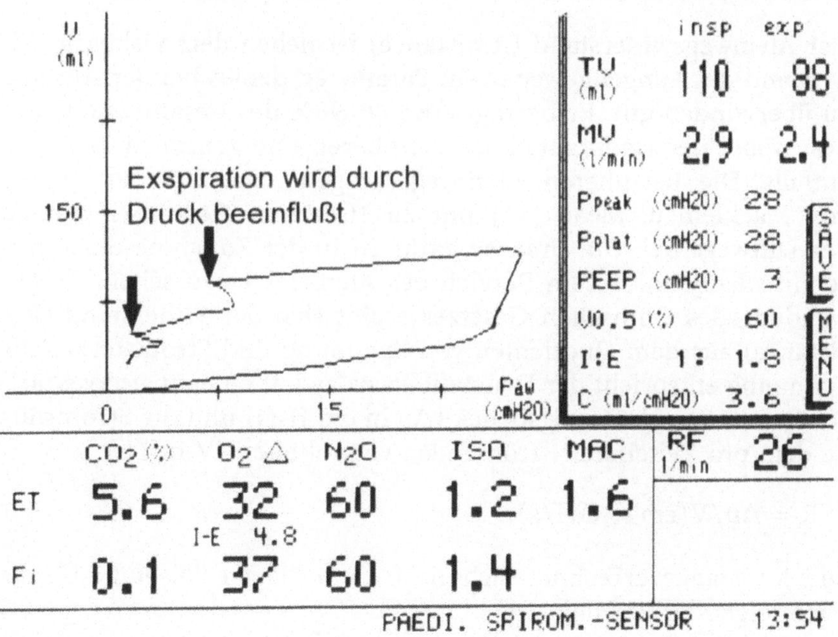

Abb. 8. Druck-Volumen-Schleife in Bauchlagerung und bei Druck auf den Thorax bei einem lungengesunden 2jährigen Kleinkind (ungeblockter Tubus, 4,0 mm Innendurchmesser)

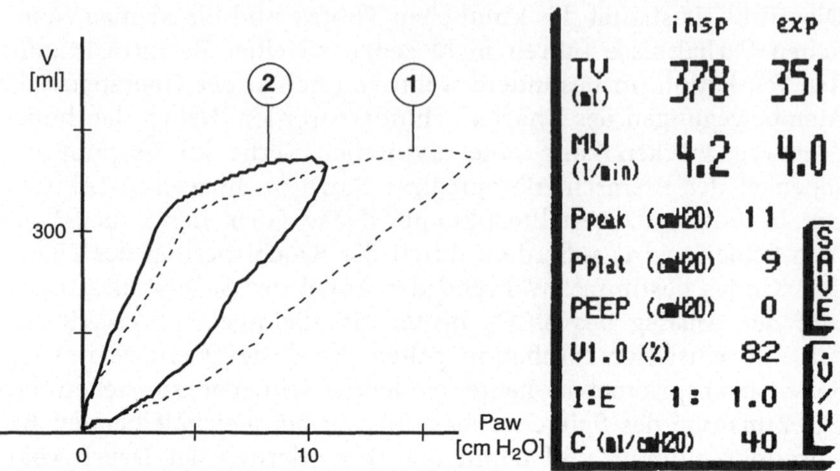

Abb. 9. Diagnose: unbeabsichtigte Ein-Lungen-Intubation; *1* gespeicherte Schleife: unbeabsichtigte Ein-Lungen-Intubation, *2* aktuelle Schleife: Normalsituation. (Mod. nach [2])

Resistance

Der Atemwegswiderstand (Resistance) ist neben dem viskösen Widerstand des Lungengewebes ein Parameter, den es bei der Atmung zu überwinden gilt. Er beträgt etwa 80–90% des Gesamtwiderstandes, wobei der Hauptanteil auf die oberen und zentralen Luftwege entfällt. Die peripheren Atemwege tragen nach Untersuchungen von Macklem u. Mead [11] nur zu 10% zum Gesamtwiderstand der Luftwege bei. Die Ursache dafür ist in der Zunahme der Querschnittsfläche in diesem Bereich des Atemtraktes zu sehen. In Anwendung des Ohmschen Gesetzes ergibt sich der Widerstand (Resistance) aus dem Quotienten von Spannung und Stromstärke. Die Spannung entspricht der Druckdifferenz zwischen dem atmosphärischen und dem Atemwegsdruck (Δp in cm H_2O) und die Stromstärke dem pro Zeiteinheit strömenden Gasvolumen (V in 1/s):

$$R = \Delta p/V (cm\, H_2O/l/s).$$

Die Resistance errechnet sich nach dem Hagen-Poiseuille-Gesetz nach folgender Formel:

$$R = 8L\eta/\pi\, r^4$$

L Länge der Röhre, η Dichte des Gases, r Radius der Röhre.

Daraus geht hervor, daß die Resistance v. a. vom Radius der Atemwege abhängig ist, der in umgekehrter Proportionalität in der 4. Potenz in die Berechnung eingeht. Das bedeutet, daß eine Abnahme des Querschnitts der peripheren Atemwege mit einer enormen Zunahme der Resistance einhergeht. Eine Abnahme des Flows in den peripheren Atemwegen ist die Folge. Hogg et al. [7] konnten nachweisen, daß der Flow jedoch bei Kindern unter 5 Jahren in den peripheren Atemwegen aufgrund des größeren Atemwegswiderstandes infolge der noch nicht vollständig entfalteten Alveolen niedriger ist als bei älteren Kindern. Es ist somit zu erwarten, daß der prozentuale Anteil des peripheren Atemwegswiderstandes am Gesamtwiderstand der Luftwege bei Kindern unter 5 Jahren mehr als 10% beträgt. Aufgrund des geringen Durchmessers der Atemwege des Kleinkindes ist der absolute Atemwegswiderstand in dieser Altersklasse wesentlich höher als bei älteren Kindern. Das bedeutet, daß vom Neugeborenen bis zum Vorschulkind die Spontanatmung gegen eine erhöhte Resistance bei einer gleichzeitig niedrigen Compliance erfolgt (vgl. Kasten)

Altersabhängige Normalwerte für Resistance [14]
- Erwachsene: 2–4 cm $H_2O/l/s$
- Neugeborene: 30–50 cm $H_2O/l/s$
- Säuglinge: 20–30 cm $H_2O/l/s$
- Kleinkinder: 10–20 cm $H_2O/l/s$

Der effektive Atemwegswiderstand beim intubierten Patienten ergibt sich wie folgt:

R_{eff} = Spitzendruck–Plateaudruck (cm H_2O)/Flow (l/s) [14].

Die graphische Darstellung der Resistance erfolgt als Flow-Volumen-Schleife. In Analogie zur Compliance ist auch der Verlauf der typischen Flow-Volumen-Schleife vom Beatmungsgerät abhängig (Abb. 10). Beim intubierten Patienten wird die Gesamtresistance im wesentlichen durch die Größe des Tubus bestimmt (Abb. 11), sie ist damit in erster Linie ein Maß für die Tubusresistance, wie Sear et al. [16] an 22 beatmeten Kindern bestätigten.

Aus diesem Grunde sollte bei intubierten Kindern zumindest durch eine assistierte Beatmung die durch den großen Atemwegswiderstande erhöhte Atemarbeit teilweise ausgeglichen werden. Als weiterer Widerstand kommt die Flowresistance des D-lite- bzw. Pedi-lite-Sensors hinzu, die jedoch sehr gering und somit zu

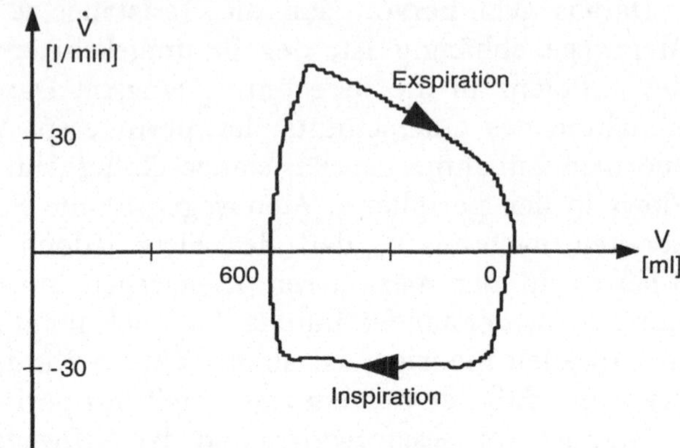

Abb. 10. Typische Flow-Volumen-Schleife eines Narkosegerätes mit horizontalem Balg (z. B. Cicero EM, Dräger, Lübeck)

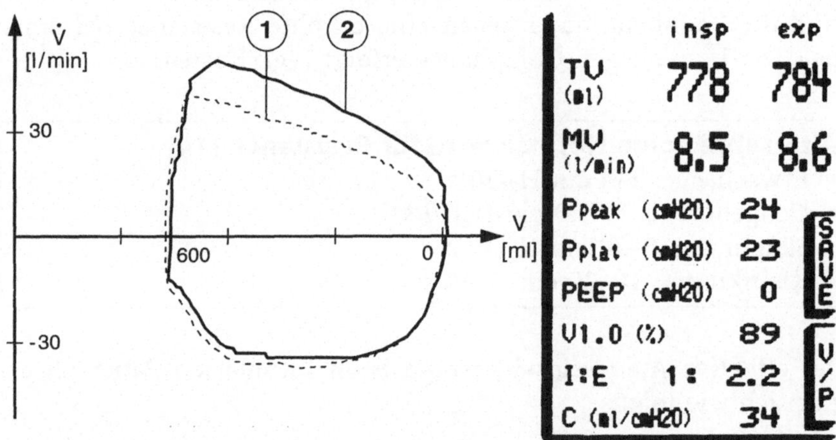

Abb. 11. Flow-Volumen-Schleife verschiedender Trachaeltuben; *1* Innendurchmesser 6 mm, *2* Innendurchmesser 9 mm. (Mod. nach [2])

vernachlässigen ist. Für den D-lite-Sensor wird eine Resistance von 0,5 cm H_2O bei einem Flow von 30 l/min angegeben [2]. Entsprechende Daten für den Pedi-lite-Sensor liegen noch nicht vor, aber es dürfte nur eine wenig höhere Resistance zu erwarten sein. Zusätzliche Obstruktionen der Trachea sowie der zentralen und der peripheren Atemwege bedingen insbesondere bei Kindern in jedem Fall einen weiteren Anstieg der Resistance. Erhöhungen des Atemwegswiderstandes führen infolge eines erniedrigten Spitzenflows zu einer flacheren Flow-Volumen-Schleife mit einem größeren Winkel im Exspirationsteil (Abb. 12). Erhöhungen des Atemwegswiderstandes führen zu einer Beeinträchtigung des in der Zeiteinheit ausgeatmeten Atemzugvolumens. Bei Erwachsenen wird das in 1 s ausgeatmete Volumen [V 1,0 (%)] gemessen, bei Kindern dagegen, weil infolge der höheren Beatmungsfrequenzen die Meßgenauigkeit erhöht wird, das in 0,5 s ausgeatmete Volumen [V 0,5 (%)], als prozentualer Anteil des gesamten Exspirationsvolumens. Die normale Sekundenkapazität ist V 1,0 > 75% bei lungengesunden Erwachsenen und V 0,5 > 75% bei lungengesunden Kindern. Eine Abnahme der Sekundenkapazität deutet immer auf eine Beeinträchtigung des Gasflows durch eine Widerstandserhöhung hin. Bereits geringe Schleimhautschwellungen oder Sekretansammlungen in den kindlichen Atemwegen können somit nicht nur durch die Erhöhung des Beatmungsdruckes, sondern v. a. durch eine Verminderung der Sekundenkapazität V 0,5% und eine Abnahme der Compliance diagnostiziert werden. Nach Angaben von Magnussen u. Bonnet [12] ist die Resistance bei niedrigen Lungenvolumina jedoch ein empfindlicheres Maß für Atemwegsobstruktionen als das exspiratorische Sekundenvolumen.

Abbildung 13 zeigt analog zu Abb. 7 (Druck-Volumen-Schleife) die Flow-Volumen-Schleife bei einem 1 1/2jährigen Kind.

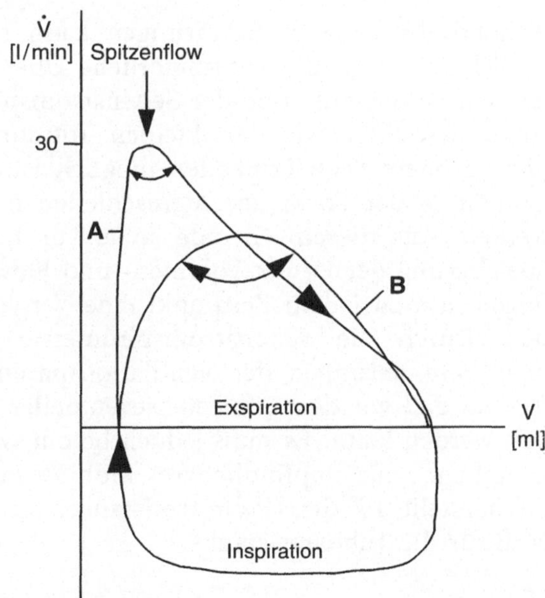

Abb. 12.
Flow-Volumen-Schleife bei erhöhter Resistance; *A* hoher Spitzenflow bei normaler Resistance, *B* erniedrigter Spitzenflow bei erhöhter Resistance

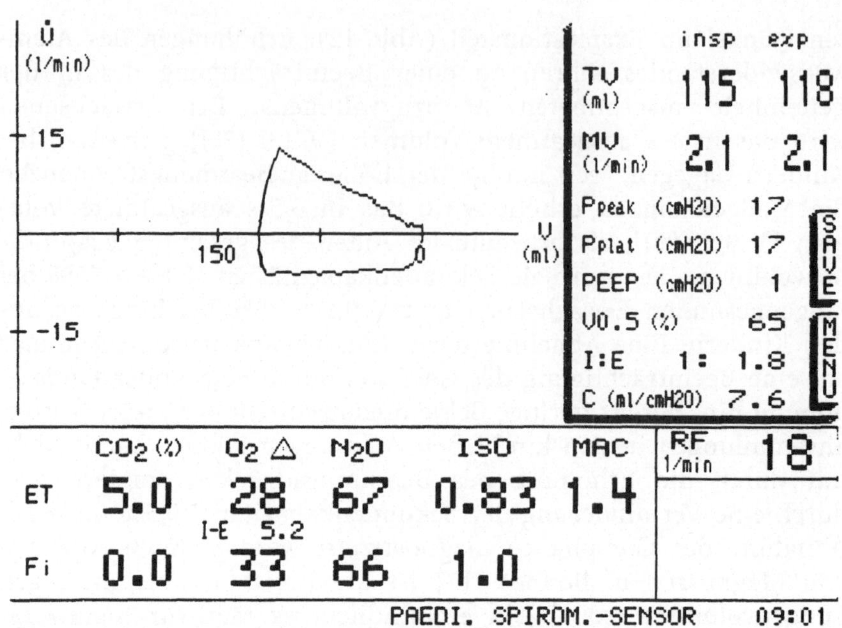

Abb. 13. Flow-Volumen-Schleife bei einem lungengesunden 1 1/2jährigen Kleinkind (ungeblockter Tubus, 4,0 mm Innendurchmesser)

Zusammenfassung

Anhand der eigenen Erfahrungen kann festgestellt werden, daß bei Kleinkindern die kontinuierliche Überwachung der pulmonalen Ventilation mit Hilfe der Seitenstromspirometrie durch das geringe Gewicht sowie den kleinen Totraum des Pedi-lite-Sensors ohne größere Schwierigkeiten möglich ist. Auf eine große Individualität in der Form der Atemschleifen muß jedoch hingewiesen werden. Aus diesem Grunde sollte vor Beginn des Eingriffs die Speicherung der Druck-Volumen- und Flow-Volumen-Schleifen erfolgen, um zu jedem Zeitpunkt eine Vergleichsmöglichkeit zu haben. Durch die Seitenstromspirometrie werden Informationen über Veränderungen der Ventilationsparameter in Echtzeit geliefert, so daß vor dem Eintreten eventueller Komplikationen gehandelt werden kann. Es muß jedoch betont werden, daß die Gesamtcompliance ein empfindlicheres Monitoring für die Lungenfunktion darstellt als die Gesamtresistance. Sie ist in erster Linie ein Maß für die Tubusresistance.

Literatur

1. Bardoczky Gl, Levarlet M, Engelman E, Defrancquen P (1993) Continuous spirometry for detection of double-lumen endobronchial tube displacement. Br J Anaesth 70: 499–502
2. Bardoczyky Gl, de Kries J, Meriläinen P, Schofield J, Toumaala L (1990) Seitenstromspirometrie. Ventilationsmonitoring in der Anästhesie. In: Datex: Gas Monitoring (Gebrauchsanleitung zum CAPNOMAC Ultima SV)
3. Behrakis PK, Higgs BD, Bevan DR, Milic-Emili J (1985) Partitioning of respiratory mechanics in halothan-anesthetized humans. J Appl Physiol 58: 285–289
4. Fletcher ME, Stocks J, Ridley S, Braude N, Yates APB, Hatch DJ (1989) Total respiratory compliance during anaesthesia in infants and young children. Br J Anaesth 63: 266–275
5. Fletcher ME, Ewert M, Stack C, Hatch DJ, Stocks J (1990) Influence of tidal volume on respiratory compliance in anesthetized infants and young children. J Appl Physiol 68: 1127–1133
6. Gravenstein N, Banner MJ, McLaughlin (1987) Tidal volume changes due to the interaction of anaesthesia machine and anaesthesia ventilator. J Clin Monit 3: 187–190
7. Hogg JC, William J, Richardson JB et al. (1970) Age as a factor in the distribution of lower airway conductance and in the pathologic anatomy of obstructive lung disease. N Engl J Med 282: 1283–1287
8. Huffman LM (1991) New technologies in anesthesia: Update for nurse anesthetists – Monitoring ventilation and compliance with side stream spirometry. AANA Journal 59: 249–259
9. Huffmann LM (1992) Monitoring compliance: A sensitive indicator of change. AANA Journal 60: 217–220
10. Lunn JN (1968) Measurements of compliance in apnoic anaesthetised infants. Anaesthesia 23: 175–179
11. Macklem PT, Mead J (1967) Resistance of central and peripheral airways measured by a retrograde catheter. J Appl Physiol 22: 395–399
12. Magnussen H, Bonnet R (1989) Lungenfunktionsuntersuchungen. In: Fabel H (Hrsg) Pneumologie. Urban & Schwarzenberg, München, S 48–84
13. Meriläinen P, Hänninen H, Tuomaala L (1993) A novel sensor for routine continuous spirometry of intubated patients. J Clin Monit 9: 374–380
14. Oczenski W, Werba A, Andel H (1996) Atem – Atemhilfen. Atemphysiologie und Beatmungstechnik, 3. Aufl. Blackwell Wissenschaftsverlag, Berlin Wien, S 1532
15. Poulakka JJ, Juosela L (1994) The effect of heat and moisture exchange filter on sidestream spirometry in critically ill patients. 7. Europäischer Kongreß für Intensivtherapie. Innsbruck, 14. 07.–17. 07. 1994
16. Sear M, Wensley D, Werner H (1991) Comparison of three methods for measuring respiratory mechanics in ventilated children. Pediatr Pulmonol 10: 291–295
17. Shulman DL, Goodman A, Bar-Yishay E, Godfrey S (1989) Comparison of single breath and volume recruitment techniques in the measurement of total respiratory compliance in anesthetized infants and children. Anesthesiology 70: 921–927

18. Westphal WH (1950) Physik – Ein Lehrbuch, 15. Aufl. Springer, Berlin Göttingen Heidelberg (Die Bernuollische Gleichung, S 170–172)
19. Wolf AR, Volgyesi GA (1987) A modified Pitot tube for the accurate measurement of tidal volume in children. Anesthesiology 67: 775 – 778

Diskussion *zu Teil 3*

■ **Frage:** Enthält das Meßverfahren Korrekturen für Temperatur, in- und exspiratorischen Wasserdampfdruck und unterschiedliche Gaspartialdrücke?

■ **Antwort:** Die Gaskomposition ist laut Hersteller berücksichtigt. Temperaturunterschiede spielen quantitativ keine wesentliche Rolle. Inwieweit der unterschiedliche Wasserdampfdruck die Ergebnisse verändert, ist nicht geklärt. Bei Atemgasbefeuchtung sind die Differenzen jedoch deutlich geringer. Für Compliance- und Resistanceergebnisse spielt er keine Rolle, da nur Druckdifferenzen gemessen werden. Differenzen zwischen in- und exspiratorischen Volumina haben häufig auch die Ursache, daß die Atemmittellage von Kindern während Narkose und Beatmung häufig schwankt. Momentaufnahmen führen zu falschen Schlüssen bezüglich einer evtl. Leckage.

Teil 4:
Inhalationsanästhesie

Desfluran in der Kinderanästhesie

L. Mielke, R. Hipp, S. Hargasser, E. Entholzner

Trotz seiner herausragenden physikalischen und physikochemischen Eigenschaften (Tabelle 1) wird Desfluran bisher nur zurückhaltend in der pädiatrischen Anästhesie verwendet. Nur sehr wenige Publikationen beschäftigten sich mit dem Einsatz von Desfluran in der Kinderanästhesie [2, 8, 9, 11]. Wesentlichstes Ergebnis dieser Studien war, daß unter Desfluran eine Einleitung per inhalationem mit einer erhöhten Inzidenz an unerwünschten Nebenwirkungen wie Atemanhalten, Hustenreiz, Hypersalivation, und

Tabelle 1. Physikochemische und pharmakologische Eigenschaften moderner Inhalationsanästhetika

	Halothan	Enfluran	Isofluran	Sevofluran	Desfluran
Physikochemische Eigenschaften:					
Molekulargewicht [Da]	187,4	184,5	184,5	200,1	168,0
Spezifisches Gewicht [g/ml]	1,86	1,52	1,50	1,52	1,45
Siedepunkt (760 Torr) [°C]	50,2	56,2	48,5	58,5	23,5
Dampfdruck (20°C) [kPa]	32,11	22,89	31,86	21,33	88,53
Stabilität in feuchtem Atemkalk (40–60°C)	stabil	stabil	stabil	instabil	stabil
Stabilisator	Thymol	nein	nein	nein	nein
Pharmakologische Eigenschaften:					
Verteilungskoeffizienten:					
Blut/Gas	2,4	1,8	1,4	0,6	0,4
Gehirn/Blut	2,0	1,4	1,6	1,7	1,3
Muskel/Blut	4,0	1,7	2,9	3,1	2,0
Fettgewebe/Blut	62	36	45	48	27
MAC [Vol.-%] in 100% O_2	0,74	1,68	1,15	2,05	6
Metabolisierungsrate [%]	20	2	0,2	3	0,02

Laryngospasmus bei Kindern verbunden ist [7]. Aufgrund der schleimhautreizenden Wirkung von Desfluran und seiner daraus resultierenden negativen Auswirkungen, speziell auf die oberen Luftwege, wird der Einsatz von Desfluran bei der Einleitung per inhalationem vom Hersteller nicht empfohlen [6].

Trotz dieser beschriebenen Nebenwirkungen und den daraus resultierenden Einschränkungen bei der Anwendung erschien Desfluran durchaus zur Aufrechterhaltung einer Allgemeinanästhesie bei Kindern geeignet [2, 7, 8, 9, 11]. Voraussetzung wäre allerdings, daß die Einleitung entweder inhalativ mit einem anderen volatilen Anästhetikum wie z. B. Halothan oder aber mit einem intravenösen Hypnotikum und ggf. Verwendung eines Muskelrelaxans wie z. B. Succinylcholin erfolgen würde [9, 11]. Somit könnten die aus seiner Pharmakokinetik resultierenden Vorteile von Desfluran gegenüber den anderen Inhalationsanästhetika genutzt werden [7]. Im Vordergrund stünde dabei das schnellere Erwachen aus der Anästhesie [5, 7].

Ziel unserer Untersuchungen war es, die Verwendung von Desfluran zur Aufrechterhaltung der Anästhesie in der stationären und ambulanten Kinderanästhesie zu erproben.

Desfluran zur stationären Kinderanästhesie in der Augenheilkunde

Konsekutiv wurden 52 Kinder, die im Rahmen eines ophthalmochirurgischen Eingriffs (sog. „Schiel-OPs") eine Allgemeinanästhesie benötigten, in die Untersuchung aufgenommen. Ausschlußkriterien waren Kontraindikationen gegenüber einer Allgemeinanästhesie mit halogenierten Inhalationsanästhetika. Die Kinder wurden mit Midazolam 0,5 mg/kg KG per os prämediziert. Nach der Einleitung der Anästhesie mit 7–10 mg/kg KG Thiopental und 1 mg/kg KG Succinylcholin wurden alle Kinder endotracheal intubiert und kontrolliert beatmet (etCO$_2$: 35–40 mmHg). Als Überwachungsmonitor diente ein AS-39 (Datex) für Pulsoxymetrie, EKG, Atemgasmonitoring (Druck, Flow, Narkose- und Atemgase) sowie nichtinvasive Blutdruckmessung. Als Anästhesiegerät wurde ein Sulla 808 V mit Ventilog und Kreisteil 8 Iso (Dräger) mit 2mal 1,5 m Silikonkinderschläuchen (Rüsch) verwendet. Die Narkose wurde mit Isofluran oder Desfluran in einem Lachgas-Sauerstoff-Gemisch und einem Frischgasfluß von 6 l (2 l O$_2$/4 l N$_2$O) (Zeitpunkt T_0) weitergeführt. Nach Einstellen einer endexspiratorischen Isoflurankonzentration von 1,2 Vol.-% oder einer Desflurankonzentration von 7,0 Vol.-% (T_1) wurde auf einen Frischgasfluß von 1 l (0,4 l O_2/0,6 l N_2O) umgestellt. Eine endexspiratorische Isoflurankonzentration von 1,2 Vol.-% oder eine Desflurankonzentration von 7,0 Vol.-% wurde aufrechterhalten. Am Anästhesieende wurde auf 100% Sauerstoff in einem Frischgasfluß von 6 l umgestellt (T_2). Eintritt der Spontanatmung (T_3), Zeitpunkt der Extubation (T_4) und Verlegung auf die Station (T_5) waren weitere Erfassungszeitpunkte. Zur postoperativen Schmerztherapie erhielten die Kinder Paracetamol rektal. Entlassungskriterien waren ausreichende Wachheit, gezielte Abwehrbewegung auf Schmerzreiz, suffiziente Atmung und Kreislaufverhältnisse sowie eine Körpertemperatur im Normalbereich.

Es wurden konsekutiv zuerst 26 Kinder (Alter 6,8±2,5 Jahre; Gewicht 25±11 kg; Anästhesiezeit 63±26 min) mit Isofluran und dann weitere 26 Kinder (Alter 6,5±1,7 Jahre; Gewicht 23±7 kg; Anästhesiezeit 69±36 min) mit Desfluran anästhesiert. Nach 17 (65%) Isofluran- und nach 15 (57%) Desflurananästhesien kam es zu postoperativem Erbrechen. In beiden Gruppen wurde jeweils bei einem Kind ein postoperativer Erregungszustand beobachtet. Bei einer Desflurannarkose kam es nach der Extubation zu einem Laryngospasmus. Die Zeitintervalle T_0–T_1 und T_2–T_5 waren bei den Desflurananästhesien signifikant kürzer als bei den Isoflurananästhesien (Tabelle 2).

Desfluran zur ambulanten Kernspinuntersuchung von Kindern

In konsekutiver Reihenfolge wurden 64 Kinder, die sich einer Allgemeinanästhesie zur Kernspinuntersuchung unterziehen mußten,

Tabelle 2. Zeitintervalle im Narkoseverlauf bei Kindern in der Ophthalmochirurgie; Definition der Zeitpunkte T_0, T_1, T_2, T_3, T_4, T_5 s. Text; Werte in min, MW±SD

Zeitintervall	T_0–T_1	T_2–T_3	T_2–T_4	T_2–T_5
Isofluran (n = 26)	3,7±1,2	3,5±0,9	11,2±5,8	78±38
Desfluran (n = 26)	2,8±0,7 *	3,2±0,6	8,4±3,2	46±18 *

* Desfluran vs. Isofluran, p<0,05; Mann-Whitney U-Test

in die Untersuchung aufgenommen. Ausschlußkriterien waren die für eine Inhalationsanästhesie üblichen. Die Kinder wurden nicht prämediziert. Nach der Induktion der Narkose mit 7–10 mg/kg KG Thiopental und 1 mg/kg KG Succinylcholin wurden alle Kinder endotracheal intubiert. Als Überwachungsmonitor diente ein AS-39 (Datex) für EKG, Atemgasmonitoring (Druck, Flow, Narkose- und Atemgase) sowie ein Pulsoxymeter (in vivo) und eine nichtinvasive Blutdruckmessung (Critikon). Als Anästhesiegerät wurde ein Trajan (Dräger) mit Ventilog und Kreisteil 8 Iso (Dräger) mit 2mal 3 m Silikonkinderschläuchen (Rüsch) verwendet. Die Narkose wurde mit Isofluran oder Desfluran in einem Lachgas-Sauerstoff-Gemisch und einem Frischgasfluß von 6 l (2 l O_2/4 l N_2O) (Zeitpunkt T_0) narkotisiert. Nach Einstellen einer endexspiratorischen Isoflurankonzentration von 0,9 Vol.-% oder einer Desflurankonzentration von 5,0 Vol. % wurde auf einen Frischgasfluß von 1 l (0,4 l O_2/0,6 l N_2O) umgestellt (T_1). Eine endexspiratorische Isoflurankonzentration von 1,1 Vol.-% oder Desflurankonzentration von 5,0 Vol.-% wurde aufrechterhalten. Die Spontanatmung wurde frühzeitig angestrebt. Am Ende der Anästhesie wurde auf 100% O_2 in einen Frischgasfluß von 6 l umgestellt (T_2). Eintritt der Spontanatmung, Zeitpunkt der Extubation (T_3) und Entlassung aus der Klinik (T_4) waren weitere Erfassungszeitpunkte. Entlassungskriterien waren ausreichende Wachheit, gezielte Abwehrbewegung auf Schmerzreiz, suffiziente Atmung und Kreislaufverhältnisse sowie eine Körpertemperatur im Normalbereich.

Es wurden konsekutiv zuerst 32 Kinder (Alter 1,8±0,7 Jahre; Gewicht 13±2,0 kg; Anästhesiezeit 75±12 min) mit Isofluran und dann weitere 32 Kinder (Alter 1,8±0,6 Jahre; Gewicht 13,5±2,4 kg; Anästhesiezeit 68±9 min) mit Desfluran anästhesiert. Nach 2 Isofluran- und nach 3 Desflurananästhesien kam es zu postoperativem Erbrechen. In der Isoflurangruppe zeigten 1 und in der Desflurangruppe 2 Kinder einen postoperativen Erregungszustand. Die Zeitintervalle T_0–T_1 und T_2–T_4 waren bei den Desflurananästhesien signifikant kürzer als bei den Isoflurananästhesien (Tabelle 3).

Diskussion

Mit den vorliegenden Untersuchungen konnte gezeigt werden, daß Desfluran im Bereich der pädiatrischen Anästhesie nach intrave-

Tabelle 3. Zeitintervalle im Narkoseverlauf bei Kindern zur Kernspinuntersuchung; Definition der Zeitpunkte T_0, T_1, T_2, T_3, T_4 s. Text; Werte in min, MW±SD

Zeitintervall	T_0–T_1	T_2–T_3	T_2–T_4
Isofluran (n = 32)	2,7±0,8	9,2±3,8	56±33
Desfluran (n = 32)	2,1±0,6*	6,2±2,6	34±18**

*Desfluran vs. Isofluran, p<0,05; Mann-Whitney U-Test

nöser Induktion mit einem Barbiturat und einem kurzwirksamen Muskelrelaxans als Inhalationsanästhetikum eingesetzt werden kann. Hiermit konnten wir die Vermutung von anderen Autoren bestätigen, die bei diesem Vorgehen bei der Anästhesieeinleitung eine Inhalationsanästhesie mit Desfluran für möglich hielten [2, 7, 8, 9, 11]. Im Vordergrund der Diskussion über den Einsatz von Desfluran als Anästhestikum bei Kindern stand bisher ausschließlich die inhalative Einleitung. Ursprünglich war vermutet worden, daß sich speziell Desfluran wegen seiner raschen Anflutung besonders gut zur Einleitung per inhalationem eignen würde [5]. Anfänglich wurden einige vielversprechende Ergebnisse berichtet, die aber nachträglich doch relativiert werden mußten [1, 7, 10]. Taylor u. Lerman [9] beschreiben eine Inzidenz von 50% mit Luftanhalten, von 36% mit mehr als 2 Hustenanfällen und von 30% mit Laryngospasmen. Allerdings muß berücksichtigt werden, daß bei dieser Untersuchung die Kinder nicht prämediziert waren und bei der Einleitung kein Lachgas verwendet wurde. In einer Vergleichsstudie konnten aber von Zwass et al. [11] jedoch auch eine niedrigere Inzidenz der genannten Probleme bei der Verwendung von Halothan gegenüber Desfluran in Lachgas bei der Inhalationseinleitung von z. T. prämedizierten Kindern (im Alter zwischen 1 Monat und 12 Jahren) gezeigt werden. Wenn man von diesen Problemen bei der Einleitung absieht, so wurde jedoch eine Inhalationsnarkose mit Desfluran, nach einer Induktion entweder mit einem anderen volatilen Anästhetikum wie Halothan oder einem intravenösen Narkotikum, nie ausgeschlossen, sondern im Gegenteil für geeignet gehalten [9, 11]. Unsere Ergebnisse bestätigen diese Vermutung. Neben den kürzeren Einwaschzeiten von Desfluran konnten sowohl bei den ophthalmochirurgischen Eingriffen als auch bei den Kernspinuntersuchungen die Entlassungszeiten aus dem Aufwachraum, bzw. aus der Klinik signifikant gegenüber Isofluran verringert werden.

Auch bei Desfluran ist wie bei den anderen volatilen Anästhetika der MAC-Wert bei Kindem höher als im Erwachsenenalter. Der MAC-Wert steigt bis zum Alter von 1 Jahr an und sinkt dann wieder sukzessive mit zunehmendem Alter (Tabelle 4). Die Supplementierung mit Lachgas verringert den MAC-Wert nicht so stark wie die anderen halogenierten Inhalationsanästhetika. So ist der MAC-Wert von Desfluran in 60% N_2O bei Kleinkindern im Alter von 17 Wochen–12 Monaten 7,5 Vol.-% und bei Kindern zwischen 1 und 5 Jahren 6,3 Vol.-% [2]. Dieser Effekt könnte den Stellenwert von N_2O in Kombination mit Desfluran reduzieren [2].

Aufgrund seiner hervorragenden Eigenschaften als volatiles Anästhetikum, insbesondere der geringen Metabolisierung, dem schnellen An- und Abfluten und seiner daraus resultierenden besonderen Eignung zur Low-flow-Anästhesie, erscheint es den anderen modernen Inhalationsanästhetika überlegen, speziell auch in Hinblick auf die ambulante Anästhesie [3]. Die höheren Kosten der Verwendung von Desfluran können entweder durch den konsequenten Einsatz von Low-flow-Anästhesie (insbesondere auch bei der ambulanten Anästhesie) und zukünftig auch durch die Verwendung in einem geschlossenen Anästhesiesystem, aber auch durch die kürzeren postoperativen Überwachungszeiten zum großen Teil kompensiert werden [3].

Speziell im ambulanten Bereich, wo wir jetzt seit 2 Jahren Desfluran bei der pädiatrischen Anästhesie einsetzen, haben wir insgesamt gesehen gute Erfahrungen mit Desfluran mit und ohne Lachgas als supplementierendes Anästhetikum gemacht und konnten auch die Dauer der postoperativen Überwachungszeit, wie die oben dargestellten Untersuchungen zeigen, signifikant senken. Die immer noch sehr rege Diskussion über die Auswirkung der bei der Verwendung von Sevofluran entstehenden Nebenprodukte sollte gerade beim Einsatz in der Kinderanästhesie berücksichtigt werden. Welchen Stellenwert die beiden neuen Inhalationsanästhetika Sevofluran und Desfluran in unserer täglichen Arbeit finden

Tabelle 4. MAC-Werte für Desfluran (in 100% Sauerstoff) im Kindesalter. (Nach Taylor u. Lerman 1991)

	Neu-geborene	1–6 Monate	6–12 Monate	1–3 Jahre	3–5 Jahre	5–12 Jahre
MAC-Wert [Vol.-%]	9,2±0,02	9,4±0,4	9,9±0,4	8,7±0,6	8,6±0,4	8,0±0,4

werden, hängt von vielen Faktoren ab (s. nachfolgende Übersicht). Neben primär klinischen Gesichtspunkten werden hierfür finanzielle und marketingstrategische Überlegungen eine entscheidende Rolle spielen. Inwieweit Desfluran seinen Platz auch in der pädiatrischen Anästhesie finden wird, muß die Zukunft zeigen.

■ Vor- und Nachteile der Verwendung von Desfluran in der Kinderanästhesie

Vorteile
- schnelles An- und Abfluten
- gute Titrierbarkeit
- gute kardiovaskuläre Stabilität
- gute Muskelrelaxation
- minimale Metabolisierung
- minimale hepatische und renale Belastung
- ausgezeichnete Anwendbarkeit in Low flow

Nachteile
- keine Einleitung per inhalationem
- maligne Hyperthermie
- Spezialverdampfer
- höherer Verbrauch
- Tachykardie und Hypertonie
- Probleme bei unsachgemäßer Anwendung

Literatur

1. Cote C, Liu LND, Alifimoff JK, Landis S (1991). Is desflurane really faster than halothane? Anesthesiology 73: A 17
2. Fisher DM, Zwass MS (1992) MAC of desflurane in 60% nitrous oxide in infants and children. Anesthesiology 76: 354–356
3. Hargasser S, Hipp R, Breinbauer B et al. (1995) A lower solubility recommends the use of desflurane more than isoflurane, halothane and enflurane under low-flow conditions. J Clin Anaesth 7: 49–53
4. Hipp R, Eisler K, Nußer H et al. (1990) Anästhesie während der Kernspintomographie. Der Nuklearmediziner 4: 207–211
5. Jones RM, Cashman JN, Mant T (1990) Clinical impressions and cardiorespiratory effects of a new fluorinated inhalation anaesthetic, desflurane (1-653), in volunteers. Br J Anaesth 64: 11–15
6. Pharmacia GmbH (o. J.) Suprane: Gebrauchsinformation. Pharmacia GmbH, 91051 Erlangen

7. Smiley RM (1992) An overview of induction and emergence characteristics of desflurane in pediatric, adult, and geriatric patients. Anesth Analg 75: 38–46
8. Taylor RH, Lerman J (1991) Minimum alveolar concentration of desflurane and hemodynamic responses in neonates, infants, and children. Anesthesiology 75: 975–979
9. Taylor RH, Lerman J (1992) Induction, maintenance and recovery characteristics of desflurane in infants and children. Can J Anaesth 39: 6–13
10. Welbom L, Zwass NM, Cote C et al (1991) Comparison of desflurane and halothane in pediatric ambulatory patients. Anesth Analg 72 (Suppl): 320
11. Zwass MS, Fisher DM, Welborn LG et al. (1992) Induction and maintenance characteristics of anesthesia with desflurane and nitrous oxide in infants and children. Anesthesiology 76: 373–378

Sevofluran in der Kinderanästhesie

W. Funk, J. Hobbhahn

Im Kindesalter stellt die inhalative Narkoseeinleitung für viele Anästhesisten die ideale Form der Anästhesieeinleitung dar. Die bisher angebotenen Inhalationsanästhetika haben jedoch spezifische Nachteile: Halothan weist kardial ungünstige Effekte auf [16], schädigt in seltenen Fällen die Leber [5] und stellt ein Problem am Arbeitsplatz dar [7]. Enfluran hat wohl wegen seiner möglichen epileptogenen Effekte [6] keine weite Verbreitung in der Kinderanästhesie gefunden. Isofluran reizt die Atemwege und führt besonders bei nichtprämedizierten Kindern oft zum Laryngospasmus [6]. Das neue Narkosegas Sevofluran sollte eine besonders rasche und angenehme Einleitung per inhalationem ermöglichen: Es weist physikochemisch eine sehr niedrige Löslichkeit im Blut auf [3]. Der Blut-Gas-Verteilungskoeffizient beträgt 0,69 (Isofluran: 1,4, Halothan: 2,3), kommt also fast an den von Stickoxydul heran (0,49) [15]. Es hat zudem einen angenehmen, nichtirritierenden Geruch und soll die Atemwege nicht reizen. Sevofluran wurde seit seiner Erstbeschreibung im Jahr 1975 [24] in Japan in den vergangenen Jahren für über 2 Mio. Narkosen bei Erwachsenen und Kindern verwendet und hat dort Isofluran weitgehend vom Markt verdrängt.

Anästhetische Potenz

In der Literatur werden für Sevofluran bei Kindern MAC_{50}-Werte zwischen 1,7 und 2,49 Vol.-% angegeben [10, 17]. 1994 bestimmten Lerman et al. [14] bei 1- bis 12jährigen einen Wert von 2,5 für Sauerstoff, Inomata et al. [8] publizierten an gleicher Stelle bei 1- bis 9jährigen eine MAC_{50} von 2,03 Vol.-%. Der MAC_{50}-Wert ist auch bei Sevofluran altersabhängig (Tabelle 1).

Tabelle 1. Altersabhängigkeit des MAC_{50}-Wertes von Sevofluran *(Sevo)* in Vol.-%. (Quelle: Daten des Herstellers)

	0–6 Monate	<3 Jahre	3–12 Jahre	40 Jahre	80 Jahre
Sevo in O_2	3,3	2,5–3	2,5	2,0	1,4
Sevo/65% N_2O	2,0	nicht untersucht	1,5	1,1	0,7

Die MAC_{50} von Sevofluran wird durch Stickoxydul in geringerem Umfang als bei Erwachsenen oder durch andere Anästhetika vermindert [14]. Der Grund hierfür ist unklar. Die MAC_{EI}, bei der sich 50% der nichtrelaxierten Kinder ohne Gegenwehr intubieren lassen, liegt beim 1,3- bis 1,4fachen der MAC_{50} [8], die entsprechend bestimmte Konzentration zum Einführen der Larynxmaske wird mit 2,0 Vol.-% angegeben [22]. Die endtidale Konzentration beim Erwachen (MAC_{awake}) beträgt wie bei den anderen halogenierten Narkosegasen 0,35 MAC_{50} [11].

Eigene Untersuchung

Am Klinikum der Universität Regensburg haben wir Sevofluran bei Klein- und Schulkindern in einer randomisierten Phase-III-Studie mit der derzeitigen Standardsubstanz Halothan verglichen [4]. Die operativen Eingriffe umfaßten Ohrmuschelplastiken, kombiniert konservative und chirurgische Zahnsanierungen sowie Korrekturoperationen bei Strabismus, bei denen eine Operationsdauer von mindestens 1 h zu erwarten war. Zielgrößen waren Einschlaf- und Aufwachzeit, Atemwegsreflexe, Exzitationsgrad bei Ein- und Ausleitung, Veränderungen von Blutdruck und Herzfrequenz und der Serumfluoridspiegel.

Zur Narkoseeinleitung atmeten die nichtprämedizierten Kinder ein Gemisch aus 65% Stickoxydul, 35% Sauerstoff und am Anfang 0,4 Vol.-% Halothan bzw. 0,8 Vol.-% Sevofluran. Der Frischgasflow betrug dabei 6 l/min. Alle 3–5 Atemzüge wurde unter Spontanatmung die Narkosegaskonzentration im Frischgas um 0,4 (Halothan) bzw. 0,8 Vol.-% (Sevofluran) erhöht. Die maximale Konzentration am Vapor war für Halothan mit 1,6, für Sevofluran mit 3,2 Vol.-% im Studienprotokoll festgelegt. Nach dem Einschlafen wurde der Frischgasfluß auf 3 l/min reduziert. Die weitere Einstellung der Vapore erfolgte mit dem Ziel, die endtidalen Konzentra-

tionen bei 0,95 Vol.-% Halothan oder 2,0 Vol.-% Sevofluran zu
halten. Die feste, relativ hohe Dosierung wurde gewählt, um die
Erholungszeiten vergleichen zu können und um bei der Einschät-
zung der Nebenwirkungen (kardiovaskulär, respiratorisch, Fluorid-
spiegel) mögliche Risiken nicht zu übersehen. Als Analgetikum
wurde zum Eingriffbeginn und bei Bedarf Alfentanil als Bolus von
20 µg/kg KG gegeben. Am Operationsende erhielten alle Kinder
ca. 2 mg/kg KG Diclofenac als Suppositorium.

Induktions- und Aufwachzeit

Der Lidreflex erlosch unter Sevofluran nach 2, unter Halothan
nach 3 min. Dieser Unterschied war ebenso statistisch signifikant
wie jener der Zeiten vom Anästhesieende bis zur ersten Spontan-
bewegung der Kinder: Nach Sevoflurannarkosen erfolgte diese im
Mittel nach knapp 8 min, nach Halothan nach fast 13 min (Tabelle 2). Dementsprechend wurden die Kinder der Sevoflurangrup-
pe signifikant früher extubiert. Der Zeitvorteil vergrößert sich
noch bis zur möglichen Verlegung aus dem Aufwachraum.

Die Verkürzung der Einschlafzeiten wird in der Mehrzahl der
vorliegenden Studien gefunden und kann in Anbetracht der Problematik der Einleitungssituation als Vorteil gesehen werden.

Aufgrund seiner Atemwegsverträglichkeit (s. dort) ist Sevofluran vermutlich auch für „Single-" oder „Few-breath"-Induktionen
geeignet. Eine japanische Studie erreichte mit Sevofluran (4,5 Vol.-
% in Sauerstoff) bei Erwachsenen eine Einschlafzeit von 81±22 s
[26], eine amerikanische bei jungen Frauen mit Sevofluran
(5 Vol.-% in O_2/N_2O) 109±25 s [21]. Eine ähnliche Beschleuni-
gung erscheint mit Halothan nicht möglich, da die Aufsättigung,
also die Annäherung der alveolären an die inspiratorische Konzentration, wegen des höheren Blut-Gas-Verteilungskoeffizienten

Tabelle 2. Zeitlicher Verlauf der Narkose mit Halothan bzw. Sevofluran

	Halothan	Sevofluran
Einschlafzeit [s]	183±32	129±34 **
Aufwachzeit [s]	775±314	468±194 **
Extubation [min]	13,7±4,1	9,1±1,7 **
Verlegbarkeit aus AWR [min]	42±16	33±12 *

* bzw. ** Signifikanz.

wesentlich langsamer erfolgt. So erreichte bei Hunden das Verhältnis F_{et}/F_{insp} unter Sevofluran 40mal schneller einen Wert von >0,8 als bei Halothan [12]. Die raschere Kinetik von Sevofluran spiegelt sich auch in der Ausleitungsphase wider. Das Verhältnis der aktuellen endtidalen Konzentration zur endtidalen Konzentration am Operationsende (F_{et}/F_{end}) beträgt bei Halothan nach 2 min 0,7 und nach 5 min 0,46. Die entsprechenden Werte für Sevofluran sind signifikant niedriger und betragen 0,48 bzw. 0,32.

Die in unserer Untersuchung ermittelten signifikant unterschiedlichen Aufwachzeiten von ca. 13 min für Halothan und etwa 8 min für Sevofluran lassen sich wegen Unterschieden in der Definition nur schwer mit anderen Arbeiten vergleichen. Das raschere Aufwachen nach Sevofluran ist aber in allen einschlägigen Arbeiten zu finden [17, 18, 19, 23]. Bei Erwachsenen war Sevofluran in niedrigerer Dosis (1,2 MAC×h) auch kürzer wirksam als Isofluran: So öffneten die Patienten in einer Untersuchung unserer Klinik die Augen im Mittel nach 7 min (Isofluran: 11,5 min) [25]. Das raschere Aufwachen der Kinder ging in unserer Untersuchung allerdings mit vermehrtem Mißbehagen einher (Abb. 1). Da die Kinder wach und ansprechbar waren und auf Zuwendung positiv reagierten, sind eher Schmerzempfindungen als ein Durchgangssyndrom als Erklärung anzunehmen. Dem frühzeitigen Beginn der postoperativen Schmerztherapie möglichst noch intraoperativ kommt daher bei Anwendung von Sevofluran besondere Bedeutung zu.

Atemwegsverträglichkeit und Exzitation

Keines der älteren Kinder gab auf Befragen bei der Einleitung und nach der Narkose unangenehme Geruchsempfindungen an. Bezüg-

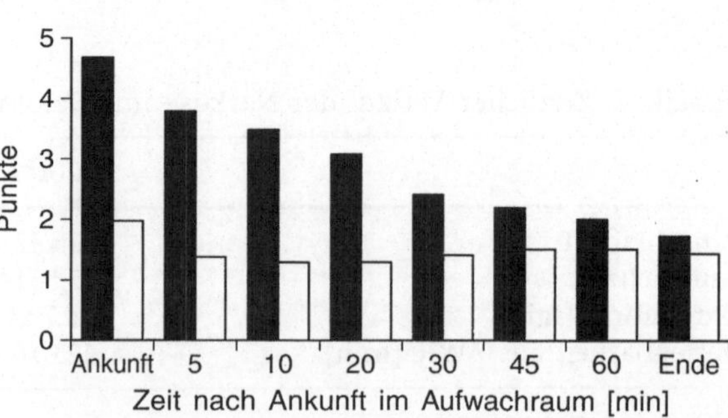

Abb. 1.
Schmerz-Befindens-Skala. Maximales Mißempfinden entspricht 10 Punkten. Die Unterschiede sind bis zum Zeitpunkt 30 min signifikant (p<0,01)

lich der Atemwege erwiesen sich beide Anästhetika als gleichermaßen gut verträglich, therapiebedürftige Probleme traten in beiden Gruppen nicht auf. Ähnliche Befunde werden auch in allen anderen Studien berichtet.

In unsere Studie, bei der Sevofluran mit N_2O appliziert wurde, haben wir wie Naito et al. [17] keine Exzitation während der Einleitung beobachtet, obwohl die Kinder nicht prämediziert waren. Ohne N_2O zeigte bei Sarner et al. [19] jedes 3. Kind eine Exzitationreaktion. Dieser Befund legt eine Supplementierung mit N_2O zumindest zur Einleitung nahe.

Kardiovaskuläre Stabilität

Bei Blutdruck und Herzfrequenz traten in unserer Untersuchung keine Unterschiede zwischen den beiden Untersuchungsgruppen auf. Piat et al. [18] fanden dagegen bei äquianästhetischen Konzentrationen höhere Drücke und Herzfrequenzen unter Sevofluran. Rhythmusstörungen, insbesondere Bradykardien, traten auch in der Einleitungsphase in keiner Gruppe auf. Taivainen et al. [23] und Sarner et al. [19] fanden unter Sevofluran tendenziell höhere Herzfrequenzen, was sie als Vorteil gegenüber Halothan sehen. Umfangreiche hämodynamische Messungen liegen aus einer tierexperimentellen Studie an neugeborenen Schweinen vor [13]. Hier hat Sevofluran das Herz-Kreislauf-System signifikant weniger beeinträchtigt als Isofluran oder Halothan.

Interaktion mit Relaxanzien

Kaplan et al. [9] untersuchten die Wirkung von Mivacurium bei Kindern unter Sevofluran im Vergleich zu Halothan. Die Anschlagzeit war annähernd gleich, die Erholungszeit unter Sevofluran etwas länger. Sevofluran hat wie die anderen volatilen Anästhetika einen muskelrelaxierenden Effekt, der dem des Isofluran ähnelt.

Maligne Hyperthermie

Tierexperimentelle Befunde legen auch für Sevofluran eine, im Vergleich zu Halothan allerdings schwächere, Potenz zur Auslösung einer malignen Hyperthermie (MH) nahe [20]. Der Hersteller gibt eine bekannte MH-Disposition folgerichtig als Kontraindikation an. Inzwischen liegen auch 2 Kasuistiken vor, bei denen Dantrolen und die übliche adjuvante Therapie zur Restitution führten.

Serumfluoridspiegel

Eine wichtige Rolle bei der Beurteilung von Sevofluran spielt seine Biotransformation. Anders als Isofluran wird Sevofluran in ähnlichem Maße wie Enfluran in der Leber durch das Enzymsystem Cytochrom $P_{450}IIE_1$ zu ca. 3% metabolisiert. Dabei entsteht Hexafluorisopropanol (HFIP) und freies Fluorid (Übersicht bei [1]). Fluorid kann ein ADH-refraktäres polyurisches Nierenversagen herbeiführen, das allerdings reversibel ist. Hierfür scheint nicht nur die absolute Höhe des Fluoridspiegels, sondern auch die Dauer der Spiegelerhöhung („area under the concentration curve", AUC) von Bedeutung zu sein. Aus Untersuchungen mit dem stärker verstoffwechselten Methoxyfluran ist bekannt, daß bei Erwachsenen bei Spiegeln über 50 µmol/l polyurische Nierenfunktionsstörungen auftreten. Sarner et al. [19] bestimmten bei bis zu 5stündigen Kindernarkosen mit niedrigen Konzentrationen (2,5±0,92 MAC×h) maximale Fluoridwerte von 16,7+4,1 µmol/l. Unsere maximalen Werte (Operationsende, 23,1+1,2 µmol/l) erreichen ebenfalls die Schwelle nicht. Zusätzlich ist zu berücksichtigen, daß Methoxyfluran nach Narkoseende mehrere Tage im Körper verbleibt. Daher ist seine AUC etwa 5mal höher als die von Sevofluran [14]. Auch die Verteilung der Zytochromisoenzyme in den Organen scheint eine Rolle zu spielen: Während die Form $P_{450}IIE_1$ fast nur in der Leber vorkommt, findet sich das Methoxyfluran metabolisierende Isoenzym in der Niere. Bei Kindern konnte allerdings auch unter Methoxyfluran nie ein ernster Nierenschaden nachgewiesen werden. Ob dies auch für Kinder mit hepatischer Enzyminduktion gilt, bleibt zu untersuchen.

Compound A

Eine bei Ratten demonstrierte Nierenschädigung durch einen üblicherweise Compound A genannten Vinyläther, einem der Reaktionsprodukte von Sevofluran mit Atemkalk, ist nur ein theoretisches Risiko: Selbst im ungünstigsten Fall einer mehrstündigen Narkose unter Minimal-flow-Bedingungen und ohne Frischgasspülung lagen die Konzentrationen der Compound A noch eine Zehnerpotenz unter der für Ratten kritischen Schwelle [2].

Schlußfolgerungen

Sevofluran stellt in der Kinderanästhesie eine gute Alternative zu Halothan dar und wird von Kindern Halothan vorgezogen [23]. Bei vergleichbar guter Atemwegsverträglichkeit lassen sich mit Sevofluran Narkosen inhalativ rascher einleiten und beenden. Die kardiovaskuläre Stabilität während der Narkosen ist gut. Eine renale Toxizität ist bei Sevofluran nicht zu befürchten. Ob Sevofluran seinen Weg in die Routineanwendung finden wird, hängt in einer Zeit finanzieller Limitierungen im wesentlichen von der Preisgestaltung des Herstellers ab.

Literatur

1. Brown BR, Frink EJ (1993) Biodegradation and organ toxicity of new volatile anesthetics. Cur Opin Anaesth 6: 644–647
2. Conzen P, Nuscheler M (1996) Neue Inhalationsanästhetika. Anästhesist 45: 674–693
3. Frink EJ, Brown BR (1994) Sevoflurane. Anaesth Pharm Rev 2: 61–67
4. Funk W, Moldaschl J, Fujita Y, Taeger K, Hobbhahn J (1996) Anästhesiequalität und Serum-Fluoridspiegel unter Sevofluran oder Halothan bei inhalativ eingeleiteten Kindernarkosen. Anästhesist 45: 22–30
5. Hobbhahn J, Hansen E, Conzen P, Peter K (1991) Der Einfluß von Inhalationsanästhetika auf die Leber. Anästh Intensivmed 32: 215–220 und 250–256
6. Hobbhahn J, Schulte-Steinberg H, Conzen P, Taeger K (1993) Nebenwirkungen von Inhalationsanästhetika und ihre Prävention. Klin Anästh Intensivther 42: 25–39
7. Gefahrstoffverordnung (1993) Bundesgesetzblatt. Bundesarbeitsblatt I/57: 26–96
8. Inomata S, Watanabe S, Taguchi M, Okada M (1994) End-tidal sevoflurane concentration for tracheal intubation and minimum alveolar concentration in pediatric patients. Anesthesiology 80: 93–96
9. Kaplan RF, Carcia M, Hannallah RS (1995) Mivacurium-induced neuromuscular blockade during sevoflurane and halothane anesthesia in children. Can J Anaesth 42: 16–20

10. Katoh T, Ikeda K (1992) Minimum alveolar concentration of Sevoflurane in children. Br J Anaesth. 68: 139–141
11. Katoh T, Suguro Y, Ikeda K, Kazama T, Ikeda K (1993) Influence of age on awakening concentrations of sevoflurane and isoflurane. Anest Analg 76: 348–352
12. Kazama T, Ikeda K (1988) Comparison of MAC and the rate of rise of alveolar concentration of sevoflurane in the dog. Anesthesiology 68: 435–437
13. Lerman J, Oyston JP, Gallagher TM, Miyasaka K, Volgyesi GA, Burrows FA (1990) The minimum alveolar concentration and hemodynamic effects of halothane, isoflurane and sevoflurane in newborn swine. Anesthesiology 73: 717–721
14. Lerman J, Sickich N, Kleinman S, Yentis S (1994) The pharmacology of sevoflurane in infants and children. Anesthesiology 80: 814–824
15. Malviya S, Lerman J (1990) The blood/gas solubilities of sevoflurane, isoflurane, halothane and serum constituent concentrations in neonates and adults. Anesthesiology 72: 793–796
16. Murray DJ, Forbes RB, Mahoney LT (1992) Comparative hemodynamic depression of halothane versus isoflurane in neonates and infants: an echocardiographic study. Anesth Analg 74: 329–337
17. Naito Y, Tamai S, Shingu K, Fujimori R, Mori K (1991) Comparison between sevoflurane and halothane for pediatric ambulatory anaesthesia. Br J Anaesth 67: 387–389
18. Piat V, Dubois MC, Johanet S, Murat I (1994) Induction and recovery characteristics and hemodynamic responses to sevoflurane and halothane in children. Anesth Analg 79: 840–844
19. Sarner JB, Levine M, Davis PJ, Lerman J, Cook R, Motoyama EK (1995) Clinical characteristics of sevoflurane in children. Anesthesiology 82: 38–46
20. Shulman M, Braverman B, Ivankovich AD, Gronert G (1981) Sevoflurane triggers malignant hyperthermia in swine. Anesthesiology 54: 259–260
21. Smith I, Ding Y, White PF (1992) Comparison of induction, maintenance, and recovery characteristics of sevoflurane-N_2O and propofol-sevoflurane-N_2O with propofol-isoflurane-N_2O anesthesia. Anesth Analg 74: 253–259
22. Taguchi M, Watanabe S, Asakura N, Inomata S (1994) Endtidal sevoflurane concentrations for laryngeal mask insertion and for tracheal intubation. Anesthesiology 68: 548–551
23. Taivainen T, Tiainen P, Meretoia OA, Räihä L, Rosenberg PH (1994) Comparison of the effects of sevoflurane and halothane on the quality of anaesthesia and serum glutathione transferase alpha and fluoride in pediatric patients. Br J Anaesth 73: 590–595
24. Wallin RF, Regan BM, Napoli MD, Stern IF (1975) Sevoflurane: A new inhalational anesthetic agent. Anesth Analg 54: 756–758
25. Wiesner G, Schwürzer S, Hörauf K, Hobbhahn J (1994) Aufwachen, Kreislaufverhalten und unerwünschte Wirkungen bei Anwendung von Sevofluran und Isofluran: Eine offene, randomisierte, vergleichende Phase-III-Studie. Anästhesist 43: 587–593
26. Yurino M, Kimura H (1993) Vitalcapacity rapid inhalation induction technique: comparison of sevoflurane and halothane. Can J Anaesth 40: 440–443

Muß Halothan ersetzt werden?

P. Conzen

Als Halothan 1956 in die Klinik eingeführt wurde, stellte es einen Meilenstein in der Geschichte der Inhalationsanästhetika – und zum damaligen Zeitpunkt sogar der Anästhesie überhaupt – dar. Erstmals lag ein Anästhetikum vor, das kaum toxisch und nicht brennbar war, darüber hinaus ein rasches und v. a. vorhersagbares Erwachen der Patienten aus der Narkose ermöglichte. Auch waren dessen hämodynamische Nebenwirkungen im Vergleich mit anderen damals bekannten Anästhetika gering.

Erst in den Folgejahren realisierte man, daß der Einsatz von Halothan nicht gänzlich frei von schwerwiegenden Nebenwirkungen war und einen geringen Prozentsatz der behandelten Patienten sogar vital gefährdete. Zu den weniger schwerwiegenden Nebenwirkungen zählten u. a. das Auftreten von postanästhetischen Leberzellstörungen (welche sich insbesondere in der Freisetzung von intrazellulären Enzymen äußerten; Übersicht bei [5]) sowie die Eigenschaft von Halothan, das Myokard gegenüber zirkulierenden Katecholaminen zu sensibilisieren und so zum vermehrten Auftreten von intraoperativen Herzrhythmusstörungen beizutragen. Als seltene, jedoch für den betroffenen Patienten vital bedrohliche Komplikation wurden schwere Leberfunktionsstörungen (welche wegen des histologischen Bildes auch als „Halothanhepatitis" bezeichnet werden) identifiziert.

Die Nebenwirkungen und potentiellen Komplikationen haben in der Folgezeit dazu geführt, daß Halothan – zumindest in der Erwachsenenanästhesie – zunehmend durch andere Anästhetika, namentlich Enfluran und Isofluran, ersetzt wurde. Beide besitzen weitaus geringere Nebenwirkungen auf das Herz-Kreislauf-System und die hepatische Durchblutung. Schwerwiegende Leberfunktionsstörungen sind entweder nicht zu erwarten oder treten in weitaus geringerem Ausmaß auf als nach Halothan.

Diese Vorteile haben dazu geführt, daß der Stellenwert von Halothan in der Erwachsenenanästhesie heute nahezu zu vernachlässigen ist. Anders ist die Situation jedoch in der Kinderanästhesie: Hier wird Halothan – wegen seines angenehmen und als nicht stechend empfundenen Geruchs – auch heute noch gerne als Einleitungsanästhetikum verwendet. Auch scheinen katecholaminbedingte Herzrhythmusstörungen bei Kindern von geringerer Bedeutung als bei Erwachsenen zu sein, und die schweren Leberschäden treten bei Kindern mit deutlich geringerer Inzidenz auf als bei Erwachsenen.

Mit Sevofluran steht dem Anästhesisten in Deutschland seit 1995 ein neues Inhalationsanästhetikum zur Verfügung, welches als ebenso angenehm riechend empfunden wird wie Halothan und welches sich damit ebenso gut für die Maskeneinleitung eignet. Darüber hinaus weist Sevofluran noch einen erheblich günstigeren Blut-Gas-Verteilungskoeffizienten auf, so daß Narkosen schneller ein- und ausgeleitet werden können. Die Frage nach dem künftigen Stellenwert von Halothan, gerade in der Kinderanästhesie, muß daher neu gestellt werden. Im folgenden wird versucht, die Frage zu beantworten, ob Halothan noch einen festen Platz in der pädiatrischen Anästhesie behalten kann, wobei als Kriterien neben den Einschlaf- und Aufwachzeiten auch hämodynamische Nebenwirkungen erörtert werden. Ein wesentliches Augenmerk wird jedoch auf die schwere Leberfunktionsstörung („Halothanhepatitis") zu richten sein. Gerade diese bedroht den betroffenen Patienten ja vital und nimmt daher bei der Entscheidungsfindung einen erheblichen Stellenwert ein.

Pathophysiologie der „Halothanhepatitis"

Nach den Ergebnissen der National Halothane Study muß mit schweren, tödlich verlaufenden Lebernekrosen zwischen 1 pro 30 000 und 1 pro 35 000 Halothananästhesien gerechnet werden [3]. In diese Studie wurden allerdings nur retrospektiv autoptisch erfaßte Leberschäden einbezogen, so daß es nicht verwundert, daß andere Autoren (v. a. wenn sie nicht nur die letalen Verlaufsformen analysierten) zu wesentlich häufigeren Inzidenzen gelangten, je nachdem welche Definitionen sie der schweren Leberschädigung zugrunde legten (Übersicht bei [7]). Bei Kindern ist die Inzidenz schwerer Leberschäden allerdings deutlich geringer als bei Erwachsenen. Hier werden Inzidenzen von 1 pro 82 000 [17] und 1 pro 200 000 angegeben [16].

Trotz vielfältiger epidemiologischer und experimenteller Studien konnte letztlich der Beweis eines kausalen Zusammenhangs zwischen Halothanexposition und Leberschädigung jedoch noch nicht geführt werden. Neben der relativ geringen Inzidenz der Erkrankung liegt dies v. a. am Fehlen von geeigneten Tiermodellen, in welchen insbesondere das entzündliche histologische Erscheinungsbild („Halothanhepatitis") reproduziert werden kann.

Es kamen bereits frühzeitig Zweifel an einer direkt vermittelten Toxizität von Halothan auf, zunächst wegen der unspezifischen entzündlichen Begleitsymptome wie Fieber, Arthralgie, Eosinophilie und Hautausschläge. Darüber hinaus konnte belegt werden, daß vorausgegangene Halothananästhesien das Risiko erheblich steigern. Schließlich wurden in einem erheblichen Prozentsatz betroffener Patienten Autoantikörper gegen unterschiedliche intrazelluläre Strukturen wie Lebermikrosomen oder Mitochondrien nachgewiesen [7]. Obgleich diese Antikörper mit der „Halothanhepatitis" nicht in direkten Zusammenhang gebracht werden konnten, lag dennoch der Verdacht nahe, daß diese Patienten eine Disposition für autoimmunologisch vermittelte Organschäden aufwiesen [6]. Somit gibt es mehrere Gründe, die Pathogenese der „Halothanhepatitis" in einer Fehlreaktion des Immunsystems zu sehen.

Über 80% der Patienten mit schwerem Leberschaden weisen in ihrer Anamnese eine oder mehrere vorausgegangene Halothanexpositionen auf. Moult u. Sherlock fanden sogar, daß 92% der Patienten mit schweren Leberschäden bereits frühere Halothananästhesien aufwiesen [12], 96% der von Walton et al. untersuchten 76 Patienten hatten ebenfalls vorausgegangene Halothanexpositionen in der Anamnese [15]. Das symptomfreie Intervall zwischen Halothananwendung und klinischer Manifestation des Leberschadens ist um so kürzer, je häufiger der Patient Kontakt mit Halothan hatte. Das höchste Risiko scheint bei einem Intervall von unter 4 Wochen zu liegen [13]. Die früher vertretene Ansicht, daß Wiederholungsnarkosen mit Halothan unproblematisch seien, wenn zwischen den Anwendungen mindestens 3 Monate vergangen sind, kann heute nicht mehr aufrechterhalten werden [7]. Auch nach Intervallen von mehreren Jahren wurden schwere Leberschäden beschrieben [11, 21].

Ein überproportional hoher Anteil der Komplikationen findet sich bei adipösen Patienten. Dies liegt offensichtlich darin begründet, daß bei Adipositas die Biotransformationsrate für Inhalationsanästhetika heraufgesetzt ist. Das Risiko ist beim weiblichen Geschlecht doppelt so hoch wie beim männlichen. Schließlich sind überwiegend Patienten jenseits des 35.–40. Lebensjahres betroffen. Allerdings werden schwere Leberschäden zunehmend auch bei jüngeren Patienten berichtet, was natürlich Zweifel an der Unbedenklichkeit von Halothan in der Kinderanästhesie aufkommen läßt [6]. Weniger gut charakterisierte Risikofaktoren stellen das HLA-System, der ethnische Ursprung und andere genetisch determinierte Risiken (wie dies in einer überproportional hohen Inzidenz bei nahe Verwandten zum Ausdruck kommen kann) dar.

In der menschlichen Leber wird Halothan überwiegend oxidativ metabolisiert. In einer Cytochrom-P-450-abhängigen Reaktion entsteht als Hauptmetabolit Trifluoressigsäure. Weitere Produkte der Metabolisierung stellen Chlorid- und Bromidionen dar, welche im Urin ausgeschieden werden, sowie das sehr reaktive Trifluorazetylchlorid. Der Nachweis einer direkten Toxizität der Produkte des oxidativen Stoffwechsels konnte allerdings – zumindest in den in vivo zu erwartenden Konzentrationsbereichen – nicht geführt werden [1].

Erste konkrete Hinweise auf eine Beteiligung des Immunsystems an der Pathogenese der schweren Leberschäden ergaben sich 1980, als Antikörper im Serum von Patienten nachgewiesen werden konnten, welche mit Antigenen auf Hepatozyten von halothanexponierten Kaninchen kreuzreagierten [14]. Diese Antikörper fanden sich bei 7 von 11 Patienten mit fulminanter Lebernekrose, nicht jedoch bei Patienten mit milden Leberfunktionsstörungen im Anschluß an Halothananästhesien. Im übrigen ließen diese Antikörper sich auch im Serum zweier Chirurgen nachweisen, bei denen der Verdacht eines Leberschadens infolge berufsbedingter chronischer Halothanexposition bestand [13].

Später konnte gezeigt werden, daß der oxidative Halothanmetabolismus insoweit in die Pathogenese der schweren Schäden involviert ist, als die Antikörper gegen Makromoleküle gerichtet sind, welche die Trifluorazetylgruppe (TFA) des oxidativen Halothanabbaus enthalten. Antigentragende Makromoleküle (vermutlich Cytochrom-P-450-Isoenzyme) konnten im Lebergewebe zentrilobulär sowie direkt auf der Oberfläche von Hepatozyten aus halothanexponierten Ratten nachgewiesen werden. Trifluorazetylierte Makromoleküle ließen sich auch in Leberhomogenaten von Patienten nachweisen, welche kurz zuvor Halothan erhalten hatten. Somit vermag zumindest ein Metabolit des Halothan ein Hapten darzustellen, welches beim Menschen die Bildung von Antikörpern auslöst und eine gegen Hepatozyten gerichtete Immunantwort induzieren kann. Bis heute ist jedoch der endgültige Beweis nicht erbracht, ob es sich bei den zirkulierenden Antikörpern gegen TFA-Makromoleküle um den Auslöser der schweren Halothanschäden handelt oder ob diese nicht erst sekundär die Folge einer Schädigung aus anderer Ursache darstellen.

Während die hepatische Metabolisierung von Halothan bis zu 40% betragen kann, sind die Metabolisierungsraten von Isofluran und Desfluran mit 1% bzw. 0,2% erheblich niedriger. Jedoch fällt bei der Metabolisierung dieser beiden Substanzen ebenfalls Trifluorazetat an, wenngleich in geringerem Ausmaß als bei Halothan. Damit könnten theoretisch schwere Leberschädigungen auch bei Isofluran und Desfluran erwartet werden. Für Isofluran existiert bislang ein publizierter Fallbericht, in dem die Autoren meinen, einen schweren Leberschaden mit hinreichender Sicherheit auf dieses Anästhetikum zurückführen zu können [2]. Für Desfluran gibt es bisher keine publizierten Hinweise, es liegen lediglich bei der FDA in den USA wenige Meldungen über Leberschäden nach Desfluran vor. In jedem Falle ist die Inzidenz schwerer Leberschäden nach Isofluran und Desfluran ausgesprochen gering.

Sevofluran, ein weiteres kürzlich klinisch eingeführtes Inhalationsanästhetikum, wird zwar in gewissem Prozentsatz hepatisch metabolisiert (ca. 4%), ein hepatotoxisches Potential ergibt sich hierdurch aber nicht. In den Hepatozyten entstehen durch Angriff des Cytochrom-P-450-Systems aus 1 Molekül Sevofluran 1 Molekül Hexafluoroisopropanol sowie 1 Fluoridion. Hexafluoroisopropanol wird rasch glukuronidiert und dann ausgeschieden, das Fluoridion zirkuliert eine gewisse Zeit und wird danach entweder in das Knochengewebe aufgenommen oder renal ausgeschieden. Reaktive Intermediärprodukte (wie das Trifluorazetat) entstehen hierbei nicht. Daher ist nach gegenwärtigem Kenntnisstand auch kein hepatotoxisches Potential aus der Metabolisierung von Sevofluran zu erwarten. In den Zulassungsstudien für Sevofluran wurden selbst geringfügige Veränderungen der Leberfunktion (Anstiege von SGOT, SGPT, alkalischer Phosphatase; Bilirubinämie) postoperativ ebenso selten beobachtet wie nach dem jeweiligen Referenzanästhetikum (meist Isofluran oder Propofol) [22].

Schwere Leberschäden bei Kindern

Zur Abklärung der künftigen Rolle von Halothan in der Kinderanästhesie muß auch der Frage nachgegangen werden, inwieweit die schweren Leberschäden, welche bei erwachsenen Patienten gut dokumentiert sind, auch für Kinder gelten. Tatsächlich treten die lebensbedrohlichen Leberschäden nach Halothan bei Kindern mit wesentlich geringerer Inzidenz auf als bei Erwachsenen (s. Abschnitt Pathophysiologie der „Halothanhepatitis"). Dies ergibt sich auch indirekt aus der geringen Anzahl publizierter Fallberichte in einer Zeit, in der ein besonderes Augenmerk auf diese Nebenwirkung gelegt wird. Da gerade Kinder innerhalb kurzer Zeit oftmals mehreren operativen Eingriffen in Halothananästhesie unterzogen wurden, und immer noch werden, erscheint dies um so verwunderlicher.

Tatsächlich scheinen Kinder auch bei mehreren Expositionen innerhalb kurzer Zeiträume besser vor schweren Leberschäden geschützt zu sein, als erwachsene Patienten. So berichteten Wark et al. von 25 Kindern, welche im Zeitraum eines Jahres mindestens 10mal mit Halothan anästhesiert worden waren [18]. In keinem Fall trat ein Ikterus auf, klinisch signifikante Veränderungen von Laborparametern wurden ebenfalls nicht beobachtet. Auch zeigten Patienten mit bereits präoperativ erhöhten Enzymwerten postoperativ nicht häufiger Verschlechterungen ihrer Leberfunktion als solche mit präoperativ normalen Werten.

Dennoch sind auch Kinder vor schweren Leberschäden nach Halothananästhesien nicht gänzlich geschützt. Es liegen mehrere gut dokumentierte Fallberichte zu diesem Problem vor (u. a. [4, 10, 20]). Bei 2 dieser Fälle konnten sogar Antikörper aus dem Blut der Patienten isoliert werden, welche mit Kaninchenhepatozyten reagierten, die zuvor gegenüber Halothan sensibilisiert worden waren [10, 20]. Darüber hinaus besteht die Möglichkeit, daß Reexpositionen negative Folgen besitzen können, auch wenn die Erstexposition im Kindesalter schon viele Jahre zurückliegt.

Kenna et al. berichteten 1987 von 7 Kindern, welche im Anschluß an Halothananästhesien schwere Leberschäden entwickelten [8]. Das Alter der Kinder lag zwischen 11 Monaten und 15 Jahren. Ein 3 1/2jähriger Junge verstarb im fulminanten Leberversagen. Allen berichteten Fällen waren mehrere Halothanexpositionen vorangegangen (Bereich: 2–6; Median: 3). Die Diagnose der „Halothanhepatitis" ergab sich zum einen aus dem Ausschluß anderer möglicher Ursachen, zum anderen aus dem serologischen Nachweis von Antikörpern, welche gegen Oberflächenstrukturen von halothanexponierten Hepatozyten gerichtet waren. Solche „halothanassoziierten" Antikörper wurden bis auf eine Ausnahme bei allen Kindern nachgewiesen. Die Autoren schlossen aus ihren Befunden, daß zwar das Auftreten schwerer Leberschäden bei Kindern nicht sehr häufig sei, daß sich aber der Anwender gerade bei abzusehenden Wiederholungsnarkosen des Risikos einer „Halothanhepatitis" sehr wohl bewußt sein müsse.

Kürzlich berichteten Martin et al. von einem 60jährigen Patienten, der nach einer Halothanreexposition mit allen Zeichen der halothaninduzierten Hepatitis verstarb und bei dem die Erstexposition etwa 28 Jahre zurücklag [11]. Damit kann, bei Wiederholungsexposition, kein sicheres Intervall definiert werden, Probleme können sogar noch wesentlich später auftreten, als man das bisher vermutet hatte. Möglicherweise ist auch ein weiterer, kürzlich publizierter Fallbericht eines 22jährigen Patienten in diesem Licht zu sehen [19].

Narkoseeinleitung per inhalationem

Ein Problem einiger Inhalationsanästhetika stellt deren unangenehmer und teilweise als stechend empfundener Geruch dar. Aus diesem Grund wird auch Isofluran – obgleich es über eine dem Halothan überlegene Pharmakokinetik verfügt – als Einleitungsanästhetikum ungern verwendet. In vielen Zentren hat die Gefahr der Atemwegsirritation dazu geführt, daß Halothan zu diesem Zweck noch vorgehalten wird, daß es als Medikament zur Aufrechterhaltung einer Narkose jedoch weder bei Kindern noch bei erwachsenen Patienten eine Rolle spielt. Daher stellt sich als nächstes die Frage, ob es nicht in bezug auf die Qualitäten als Einleitungsanästhetikum zu Halothan eine Alternative gibt.

Beide neuen Inhalationsanästhetika, Desfluran und Sevofluran, wurden daher bezüglich dieses Punktes ausführlich untersucht. Im Falle von Desfluran erzielte man hier keine überzeugenden Ergebnisse: Atemwegsirritationen, Laryngospasmen, Husten, Salivation traten wesentlich häufiger auf als im Falle von Halothan. Deshalb kann bei der Narkoseeinleitung Desfluran das Halothan nicht ersetzen.

Anders stellt sich die Situation im Falle von Sevofluran dar: Für die klinische Zulassung wurden an 30 Zentren weltweit knapp 1600 pädiatrische Patienten im Alter zwischen 1 Tag und 18 Jahren untersucht. Bei der Narkoseeinleitung per inhalationem erwies sich Sevofluran dem Halothan zumindest als ebenbürtig, in einigen Eigenschaften sogar als überlegen. So traten Atemwegsirritationen (z. B. Husten) bei Sevofluran signifikant seltener auf (ca. 6%) als bei Halothan (ca. 10%). Auch die Einschlafphase war bei Sevofluran deutlich kürzer (ca. 2,0 vs. 2,7 min). Dies ist Resultat der niedrigen Blutlöslichkeit von Sevofluran, bzw. dessen günstigen Blut-Gas-Verteilungskoeffizienten. Deren numerische Werte betragen 0,6 bei Sevofluran und 2,3 bei Halothan [22].

Hämodynamik

Schließlich ergibt sich die Frage nach eventuellen Nebenwirkungen auf das Herz-Kreislauf-System. Bei Halothan sind bedingt durch die ausgeprägte negative Inotropie am Herzen und das Fehlen einer kompensatorischen Steigerung der Herzfrequenz Blutdruckabfälle nicht selten. Wie klinische und experimentelle Studien zeigen, ist die negative Inotropie durch Sevofluran geringer ausgeprägt, und gerade bei Kindern finden sich unter Sevofluran wesentlich seltener Bradykardien (ca. 3%) als bei Halothan [22]. Dementsprechend verhalten sich hämodynamische Meßparameter wie arterieller Druck oder Herzfrequenz bei Kindern ausgesprochen stabil [9]. Dies ist auch ungeachtet wechselnder chirurgischer Stimulation der Fall, was sicherlich auch durch die gute Steuerbarkeit des Anästhetikums bedingt wird.

Die Sensibilisierung des Myokards durch exogen verabreichte oder endogen freigesetzte Katecholamine stellt ebenfalls eine gut dokumentierte Nebenwirkung von Halothan dar. Auch in dieser Hinsicht verhält sich Sevofluran benigner: Arrhythmien wurden bei Kindern in den präklinischen Studien unter Sevofluran signifikant seltener als unter Halothan beobachtet (<1% vs. 4%) [22].

Postoperative Phase

Schließlich sollen auch noch einige Parameter aus der postoperativen Phase berücksichtigt werden. Bedingt durch die im Vergleich zu Sevofluran ungünstigen pharmakokinetischen Eigenschaften von Halothan (Blut-Gas-Verteilungskoeffizient: 2,3) wachen die Kinder relativ langsam aus der Narkose auf. Schnellere Aufwachzeiten finden sich in vielen Studien sowohl mit Isofluran als auch mit den neuen Inhalationsanästhetika Sevofluran und Desfluran. Gerade mit den neuen Substanzen ist die Aufwachphase extrem kurz, die Kinder sind früh mobil und können rasch aus den Aufwachräumen verlegt werden. Dieses rasche Erwachen kann insofern jedoch mit Nachteilen verbunden sein, als die Patienten teilweise zu Unruhe und Agitiertheit neigen. Diese Nebenwirkungen sind zumindest teilweise durch das rasche Abfluten der Substanzen und damit ein stärkeres Schmerzempfinden erklärbar. In vielen Zentren hat es sich daher eingebürgert, peripher wirkende Analgetika frühzeitig zu verabreichen, teilweise sogar schon vor Beginn der Operation, so daß an deren Ende ausreichende Mengen des Analgetikums bereits resorbiert und entsprechende Plasmaspiegel erreicht sind.

Für Sevofluran gilt weiterhin, daß sowohl über Übelkeit seltener geklagt (12% vs. 17%) als auch Erbrechen seltener beobachtet wurde (24% vs. 31%) als bei Halothan [22].

Schlußfolgerung

Halothan wird v. a. wegen seines angenehmen Geruchs und seiner geringen atemwegsirritierenden Wirkung in der Kinderanästhesie noch häufig eingesetzt. Der Schwerpunkt des Einsatzes liegt damit in seiner guten Eignung für die Narkoseeinleitung per inhalationem. An der Substanz Halothan wurde bis heute festgehalten, da gerade für diesen Zweck bessere Alternativen auf dem Markt nicht verfügbar waren. Klinisch relativ unbedenkliche kardiale Nebenwirkungen, aber auch das – zugegebenermaßen geringe – Risiko schwerer Leberschäden wurden hierfür in Kauf genommen.

Was das Einsatzgebiet „Einleitungsanästhetikum" betrifft, so steht heute mit Sevofluran eine ebenfalls angenehm riechende, die Atemwege nicht irritierende und pharmakologische gesehen sogar günstigere Alternative zur Verfügung. In der intraoperativen Phase sind Herz- und Kreislauffunktion mit Sevofluran sogar stabiler als mit Halothan. Postoperativ wachen die Kinder rascher aus der Narkose auf und zeigen weniger häufig Übelkeit oder Erbrechen.

Somit steht dem Anästhesisten nun mit Sevofluran eine dem Halothan mindestens ebenbürtige Alternative zur Verfügung. Hieraus ergibt sich, daß der Einsatz von Halothan nun auch in der Kinderanästhesie nicht mehr erforderlich ist und daß es wohl auch aus diesem letzten Einsatzgebiet weiter verdrängt werden wird.

Literatur

1. Brown BR, Gandolfi AJ (1987) Adverse effects of volatile anaesthetics. Br J Anaesth 59: 14
2. Brunt EM, White H, Marsh JW, Holtmann B, Peters MG (1991) Fulminant hepatic failure after repeated exposure to isoflurane anesthesia: a case report. Hepatology 13: 1017
3. Bunker JP, Forrest WH, Mosteller F, Vandam LD (1969) The national halothane study. A study of the possible association between halothane anesthesia and postoperative hepatic necrosis. U.S. Government Printing Office, Bethesda/MD
4. Campbell RL, Small EW, Lesesne HR, Levin KJ, Moore WH (1977) Fatal hepatic necrosis after halothane anesthesia in a boy with juvenile rheumatoid arthritis: a case report. Anesth Analg 56: 589–593
5. Conzen P (1993) Effects of inhalation anaesthetics on the liver. In: Peter K, Conzen P (eds) Bailliere's Clinical Anaesthesiology 7: 4. Bailliere Tindall, London, pp 1015–1034
6. Frink EJ, Brown BR. Postoperative hepatic dysfunction (1992) In: Strunin L, Thomson S (eds) Bailliere's Clinical Anaesthesiology 6: 4. Bailliere Tindall, London, pp 931
7. Hobbhahn J, Hansen E, Conzen P, Peter K (1991) Der Einfluß von Inhalationsanästhetika auf die Leber, Teil 1. Anästhesiol Intensivmed 8: 215
8. Kenna JG, Neuberger J, Mieli-Vergani G, Mowat P, Williams R (1989) Halothane hepatitis in children. Br Med J 294: 1209–1211
9. Lerman J, Sikich N, Kleinman S, Yentis S (1994) The pharmacology of sevoflurane in infants. Anesthesiology 80: 814–824
10. Lewis RB, Blair M (1982) Halothane hepatitis in a young child. Br J Anaesth 54: 349–354
11. Martin JL, Dubbink DA, Plevak DJ et al. (1992) Halothane hepatitis 28 years after primary exposure. Anesth Analg 74: 605–608
12. Moult PJA, Sherlock S (1975) Halothane associated hepatitis. A clinical study of 26 cases. Qu J Med 74: 99
13. Neuberger J, Vergani D, Mieli-Vergani G, Davis M, Williams R (1981) Hepatic damage after exposure to halothane in medical personnel. Br J Anaesth 53: 1173
14. Vergani D, Mieli-Vergani G, Alberti A, Neuberger J, Eddleston ALWF, Davis M, Williams R (1980) Antibodies to the surface of halothane altered rabbit hepatocytes in patients. with severe halothane associated hepatitis. N Engl J Med 303: 66
15. Walton B, Simpson BR, Strunin L, Doniach D, Perrin J, Appleyard AJ (1976) Unexplained hepatitis following halothane. Br Med J 1: 1171
16. Warner LO, Beach TP, Garvin JP, Warner EJ (1984) Halothane and children: the first quarter century. Anesth Analg 63: 838–840
17. Wark HJ (1983) Postoperative jaundice in children: the influence of halothane. Anaesthesia 38: 237–242
18. Wark H, O'Halloran M, Overton J (1986) Prospective study of liver function in children following multiple halothane anaesthetics at short intervals. Br J Anaesth 58: 1224–1228

19. Weber P, Scheurlen M, Irkin I et al. (1995) Lebertransplantation bei halothaninduzierter Lebernekrose. Zentralbl Chir 119: 305–308
20. Whitburn RH, Sumner E (1986) Halothane hepatitis in an 11-month-old child. Anaesthesia 41: 611–613
21. Zaric D, Larsen SF, Jacobsen E, Olesen KH, Ranek L (1986) Halothane hepatitis in a prospective study of postoperative complications. Acta Anaesthesiol Scand 30: 529
22. Quelle: Sevoflurane New Drug Application 20–478/Abbott Clinical Program. (Bislang unveröffentlichte Daten)

Diskussion *zu Teil 4*

■ **Frage:** Wie rasch kann man die Konzentration von Sevofluran bei der inhalativen Einleitung steigern?

■ **Antwort:** Da Sevofluran die Atemwege praktisch nicht reizt, kann man sofort mit einer hohen inspiratorischen Konzentration (5–8 Vol.-%) beginnen. Dies führt zu einer weiteren Verkürzung der Einleitungszeiten. Eine langsame Steigerung wie bei Isofluran ist nicht erforderlich.

■ **Frage:** Kommt es bei Verwendung von Sevofluran zu weniger Nebenwirkungen als bei Halothan?

■ **Antwort:** Sevofluran wirkt weniger kardiodepressiv als Halothan und sensibilisiert das Reizleitungssystem nicht gegen Katecholamine. Bei Einleitung werden die Kinder unter Sevofluran eher tachykard, unter Halothan treten manchmal bedrohliche Bradykardien auf. Einige Untersuchungen fanden eine geringere Inzidenz von respiratorischen Komplikationen, andere geben eine gleiche, seltene Inzidenz an.

■ **Frage:** Wie läßt sich die Gefahr eines Laryngospasmus bei inhalativer Einleitung vermindern?

■ **Antwort:** Eine suffiziente Prämedikation hat in mehreren Studien die Inzidenz unter Isofluran gesenkt. Dies gilt nicht in gleichem Maß für Desfluran: Hier traten auch bei prämedizierten Kindern Laryngospasmen so häufig auf, daß die Substanz zur inhalativen Einleitung nicht zugelassen wurde. Auch die Addition von Lachgas vermindert die Reizung der Atemwege und das Auftreten von Exzitationsstadien während der Einleitung.

■ **Frage:** Gibt es überhaupt einen Platz für Desfluran in der Kinderanästhesie?

■ **Antwort:** Sicher nicht zur inhalativen Einleitung. Zur Aufrechterhaltung der Narkose nach intravenöser Einleitung v. a. bei längeren Eingriffen bietet die sehr gute Steuerbarkeit und das rasche Aufwachen bedenkenswerte Vorteile.

■ **Frage:** Lassen sich die höheren Kosten der neuen Substanzen durch Low-flow-Techniken auch im Kindesalter reduzieren?

■ **Antwort:** Jede Reduktion des Frischgasflusses (FGF) reduziert die Menge an Inhalationsanästhetikum, das am Patienten vorbei in die Abluft verloren geht. Dies gilt nach Aufsättigung insbesondere bei Kindern, die ja absolut weniger Substanz aufnehmen als Erwachsene. Der Mimimal-flow-Bereich (FGF<0,5 l/min) ist allerdings beim typischen Leck ungeblockter Tuben nicht immer erreichbar.

■ **Frage:** Gibt es Untersuchungen zum Verhalten des EEG unter Sevofluran analog zu Enfluran?

■ **Antwort:** Unter Sevofluran sind weder im Tierexperiment noch beim Menschen die unter hohen Enflurankonzentrationen nachgewiesenen Krampfpotentiale beobachtet worden. Das EEG unter Sevofluran ist analog zum EEG unter Isofluran. Wie bei nahezu allen Anästhetika gibt es Kasuistiken über das kurzfristige Auftreten von elektrischen Krampfpotentialen auch unter Sevofluran.

■ **Frage:** Ist eine Toxizität auch von Abbauprodukten des Sevoflurans zu befürchten, die ähnlich wie bei Halothan erst nach Jahren erkannt wird?

■ **Antwort:** Die Pathomechanismen der Hepatotoxizität sind heute gut bekannt. Bei gezielten Untersuchungen ergab sich für Sevofluran kein hepatotoxisches Potential. Insbesondere entstehen aus Sevofluran keine trifluorazetylierten Addukte in den Hepatozyten. Ein zumindest theoretisches Problem ergibt sich aus dem potentiell nephrotoxischen Fluorid. Alle bisher durchgeführten Untersuchungen haben ergeben, daß dieses Risiko im Zusammenhang mit Sevofluran auch bei Anwendung über mehrere Stunden als nicht existent zu betrachten ist.

■ **Frage:** Ist die Bedeutung von etwa 20 halothanassoziierten schweren Hepatitiden bei Kindern in der Weltliteratur nicht eher gering bei weltweit ca. 25 Mio. Halothannarkosen pro Jahr?

■ **Antwort:** Durch die Vermeidung von Halothan im Kindesalter kommt es zu keiner Sensibilisierung des Immunsystems. Ein schwerer Leberschaden kann bei Reexposition auch nach vielen Jahren auftreten. Die Inzidenz beträgt immerhin 1:7000–1:35 000 tödliche Hepatitiden beim Erwachsenen. Das früher oft postulierte sichere Intervall gibt es dabei nicht. Nachdem es jetzt Alternativen zu Halothan auch in der Kinderanästhesie gibt, muß man dieses Risiko nicht mehr eingehen. Für eine endgültige Bewertung ist es möglicherweise noch zu früh.

■ **Frage:** Hat Sevofluran eine geringere analgetische Potenz als Halothan?

■ **Antwort:** Kardiovaskuläre Reaktionen auf Schmerzreize lassen sich durch höhere Konzentrationen von Sevofluran und Halothan zwar unterdrücken. Prinzipiell sind Inhalationsanästhetika mit Ausnahme von Lachgas nicht ausreichend analgetisch wirksam. Sevofluran ist daher genau wie Halothan als Monoanästhetikum bei schmerzhaften Eingriffen nicht geeignet. Hierfür ist eine balanzierte Anästhesietechnik oder die Kombination mit Regionalanästhesieverfahren erforderlich.

■ **Frage:** Ist beim Einsatz der neuen Gase eine Narkosegasmessung erforderlich?

■ **Antwort:** Eine geräteseitige Messung ist gesetzlich vorgeschrieben, eine in- und exspiratorische Messung wie bei den bisherigen Substanzen sinnvoll.

■ **Frage:** Kinder zeigen nach Sevoflurannarkosen ein unruhigeres Verhalten im Aufwachraum. Ist das raschere Aufwachen für sie überhaupt ein Vorteil?

■ **Antwort:** Die Gründe für dieses Verhalten sind bislang nicht klar. Wichtig ist sicherlich eine suffiziente Analgesie und ein frühes Hinzuziehen einer Bezugsperson. Dies reicht aber nicht aus, um alle Kinder zu beruhigen. Bei Halothan tritt dieses Phänomen seltener auf. In schwierigen Fällen ist an eine erneute Sedierung zu denken.

Teil 5:
Intravenöse Anästhetika

Konzepte der totalen intravenösen Anästhesie (TIVA)

G. Kraus

Traditionell stellt die Inhalationsanästhesie die Methode der Wahl für Kindernarkosen dar. Warum ist dies so? Hierfür gibt es einmal historische Gründe: Noch 1968 schreibt Robert Smith [35]:

Most of the agents employed in adult anesthesia may be used for infants and children, and there are proponents of spinal, epidural, intravenous, intramuscular and rectal routes of administration. From the standpoint of safety and practicability however, the field can be narrowed down considerably. The inhalation technique is the most widely used method in pediatric anesthesia. This method is simple, versatile, effective and easily controlled.

Betrachtet man die möglichen Alternativen zur Inhalationsanästhesie, so existierten 1968 außer den Thiobarbituraten und Methohexital lediglich Propanidid, Droperidol und Fentanyl, daneben die Relaxanzien D-Tubocurarin, Gallamin, Succinylcholin und Dexamethonium. Zudem gab es keinerlei Aufwacheinheiten! Der große Vorteil der Inhalationsanästhetika liegt in der Möglichkeit, das gewünschte Narkosestadium graduell anzusteuern. Das Anästhetikum wird nicht direkt intravenös und damit zentral appliziert, sondern über das vorgeschaltete Atmungssystem fraktioniert in das Herz-Kreislauf-System freigesetzt, die Konzentration des Narkosegases kann dabei direkt online gemessen werden. Dies gewinnt um so mehr an Bedeutung bei Neugeborenen, Säuglingen und Kleinkindern: Betrachtet man die Wirkung von intravenös applizierten Pharmaka in diesen Altersgruppen, so existieren hier im Vergleich zu Erwachsenen

- unterschiedliche, im Einzelfall nicht abzuschätzende Verteilungsräume mit einem sehr großen EZR,
- niedrigere Serumeiweißspiegel und damit verminderte Bindungskapazitäten mit konsekutiver Erhöhung der freien Fraktion der Medikamente,
- eine größere Membranpermeabilität der Blut-Hirn-Schranke,

- erst in Entwicklung begriffene hepatische Metabolisierungskapazitäten (Oxidationsreaktionen erfolgen früher als Konjugationsreaktionen) und renale Exkretionsleistungen und
- eine topographisch unterschiedliche Rezeptorausstattung (z. B. der Opiatrezeptoren) zum Erwachsenen.

Je jünger die Kinder sind, desto ausgeprägter sind die Unterschiede.

Die einmalig injizierte Dosis kann bereits eine gefährliche Überdosierung darstellen, mögliche Unterdosierungen müssen durch Nachinjektionen ausgeglichen werden. Ist die Wirkung einer Einzelinjektion noch in etwa vorhersagbar, so wird der Narkoseverlauf bei Nachinjektionen durch Kumulationseffekte vollends unübersichtlich; eine Feinsteuerung des Narkosestadiums ist aufgrund eingeschränkter klinischer Überwachungsmöglichkeiten dann nicht mehr gegeben. Je länger wirksam die Substanzen sind, desto nachteiliger sind die intravenösen Narkotika. Erst mit der Entwicklung wesentlich kürzer wirksamer Substanzen und damit einer deutlich geringeren Kumulationsgefahr hatte hier allmählich ein Umdenken eingesetzt: Jetzt konnten die Nachteile der Inhalationsanästhetika durch verstärkten klinischen Einsatz von Injektionsnarkotika umgangen werden.

Klinisch relevante Nachteile der Inhalationsanästhetika sind:
- Kardiodepressive Wirkung: Der Abfall des peripheren Widerstands mit Blutdrucksenkung, Kontraktilitätsabnahme mit Schlagvolumen- und Herzzeitvolumenabfall, die Erniedrigung des pulmonalen Gefäßwiderstands und die Verminderung des myokardialen O_2-Verbrauchs sind für Halothan und Enfluran – in vermindertem Maße für Isofluran, Desfluran und Sevofluran – gut dokumentiert [11, 22, 27]. Dem Lachgas (Stickoxydul) dagegen wird nur eine geringe kardiodepressive Wirkung zugeschrieben: In Kombination mit den halogenierten Inhalationsnarkotika tritt sogar ein zentral ausgelöster sympathomimetischer Effekt auf [22].
- Alle dampfförmigen Inhalationsnarkotika steigern konzentrationsabhängig die Hirndurchblutung, das zerebrale Blutvolumen und damit den intrakraniellen Druck, die Autoregulation der Hirndurchblutung wird aufgehoben.
- Durch Enfluran und Isofluran kommt es zu EEG-Veränderungen [29]. Bei Epileptikern sind mit Enfluran unter Hyperventilation Krampfanfälle auszulösen [28].

- Die Metabolisierung der halogenierten Inhalationsanästhetika kann – v. a. bei Wiederholungsnarkosen mit Halothan – zu Leberschädigungen unterschiedlichen Ausmaßes führen, oder es kann durch eine Antigen-Antikörper-Reaktion sogar eine fulminante Leberzellnekrose induziert werden. Die unterschiedliche Metabolisierung sowie die Beeinflussung der Gesamtleberperfusion bzw. die Perfusion der A. hepatica spielen hierbei eine große Rolle [16, 17]. Für Sevofluran mit einer Metabolisierungsrate von ca. 3–5% sind die klinische Relevanz des Abbauprodukts Compound A und der Anfall von Fluoriden bislang noch nicht endgültig geklärt [11].
- Alle halogenierten Inhalationsnarkotika können eine maligne Hyperthermie (MH) auslösen [11]. Die Inzidenz ist mit 1:15000 im Kindesalter dreimal häufiger als bei Erwachsenen mit 1 auf 50000 Narkosen [7].

Es ergeben sich somit folgende absolute und relative Indikationen für den Einsatz einer TIVA im Kindesalter:

- Eine absolute Indikation stellt die Prävention einer MH bei Kindern mit bekannter familiärer MH-Disposition dar. Patienten mit einer Duchenne- oder Becker-Muskeldystrophie, mit „central core disease" und mit Schwartz-Jampel-Syndrom, einer chondrodystrophen Myotonie, haben ein z. T. stark erhöhtes MH-Risiko. Sie müssen deshalb mit sog. triggerfreien Anästhetika narkotisiert werden [4, 6].
- Wiederholungsnarkosen: Typische Beispiele sind z. B. Verbandswechsel bei Verbrennungen, die in aller Regel in Ketaminnarkose durchgeführt werden können.

  Regelmäßige Bougierungen oder Bestrahlungen stellen weitere Indikationen dar, wobei auf die Problematik der letzteren hier exemplarisch eingegangen werden soll: Die betroffenen kleinen Kinder müssen 2 Wochen lang 2mal täglich im Abstand von 6 h für jeweils 2–3 min Dauer in einer Plexiglasfixierung bestrahlt werden, was nur in Narkose möglich ist. Um nun sowohl Nüchternheitsgrenzen kurz halten zu können wie auch der sozialen Komponente in Form von Elternkontakt und größtmöglicher Mobilität während dieser belastenden Therapie Rechnung zu tragen, muß die postnarkotische Aufwachphase und Restsedierung so kurz wie möglich gehalten werden. Propofol ist in diesem Fall das Mittel der Wahl: Postoperativ sind die Kinder sehr rasch wieder wach und toben oft schon 30 min nach der Bestrahlung wieder auf der Kinderstation herum; die

Akzeptanz durch Patient, Eltern und Pflegepersonal ist entsprechend hoch [36].

• Als relative Indikation gilt die Korrektur oder Palliation angeborener Herzvitien: In aller Regel wird hier eine hochdosierte Opiatnarkose mit Pancuronium und Benzodiazepinen eingesetzt und v. a. dann auf Inhalationsnarkotika auch in niedriger Dosierung verzichtet, wenn eine ausgeprägte Herzinsuffizienz besteht, wie dies z. B. bei infantiler Aorten- bzw. Aortenisthmusstenose der Fall ist.

• Bei neurochirurgischen Eingriffen mit erhöhtem intrakraniellem Druck ist auf Inhalationsanästhetika – v. a. in höheren Konzentrationen – zu verzichten, um die Autoregulation der Hirndurchblutung nicht zusätzlich einzuschränken [1]. Bei Epilepsien sollte auf Enfluran, Isofluran und wahrscheinlich Sevofluran generell verzichtet werden [21]: Nach neuesten Untersuchungen werden die beiden ersten Substanzen bei Ableitung eines direkten Elektrokortikogramms inzwischen als Provokationssubstanzen eingesetzt [28]. Spezielle intraoperative Monitoringverfahren in der Neurochirurgie wie die Ableitung akustisch oder somatosensorisch evozierter Potentiale bedeuten für den Anästhesisten ebenfalls einen weitgehenden Verzicht auf Inhalationsanästhetika, um die Aussagekraft dieser neurologischen Überwachungsmöglichkeiten nicht zu beeinträchtigen [24, 33, 37].

Medikamente zur TIVA im Kindesalter

Es empfehlen sich v. a. kurzwirksame Substanzen, die die schlechtere Steuerbarkeit im Gegensatz zu den Inhalationsanästhetika zumindest partiell ausgleichen können. Klassifiziert werden sie einmal bezüglich ihrer Wirkung als überwiegende Narkotika, Analgetika bzw. Muskelrelaxanzien, andererseits nach ihrer Applikationsform – Bolus vs. Dauerinfusion.

• **Etomidat** ist zwar sehr kurz wirksam, sollte jedoch wegen seiner kortisolsupprimierenden Wirkung derzeit lediglich als Einleitungsanästhetikum verabfolgt werden, da der klinische Stellenwert der adrenokortikalen Suppression noch nicht abschließend beurteilt werden kann [10, 20]. Nachteilig bei dieser Substanz ist der Injektionsschmerz, besonders bei den kleinen Venen der Kinder.

- Letzteres gilt auch für die Anwendung von **Propofol;** der Injektionsschmerz kann nur durch Zugabe von Lidocain oder die Vorgabe von 0,01 mg/kg KG Alfentanil abgemildert werden [31, 38]. Propofol ist darüber hinaus auch für eine Dauerinfusion geeignet, wobei wegen der schnelleren Metabolisierung im Kindesalter insgesamt größere Dosen als bei Erwachsenen notwendig sind: Als Einleitungsdosis werden 2,5–3,5 mg/kg KG, für die Dauerinfusion 9 mg/kg KG empfohlen [8, 18, 30, 38, 40]. Ein zusätzlicher Vorteil ist durch die geringere postoperative Nausea- und Emesisrate gegeben, wie u. a. von Watcha et al. bei Strabismusoperationen gezeigt werden konnte [39]. Im Vergleich mit Thiopental/Halothan beobachteten Borgeat et al. [5] bei Propofolinduktion und anschließender Dauerinfusion keinen Laryngospasmus, deutlich weniger Übelkeit und Erbrechen und einen verminderten Analgetikaverbrauch postoperativ bei kurzen HNO-Eingriffen. In Deutschland ist die Zulassung von Propofol allerdings derzeit auf Patienten ab dem 3. Lebensjahr beschränkt.
- **Midazolam, Ketamin** und **Methohexital** kommen dagegen in der klinischen Routine v. a. als Bolusinjektion – evtl. auch repetitiv – in Betracht.
- Als Analgetika kommt neben der Bolusinjektion von **Fentanyl** und **Sufentanil** v. a. **Alfentanil** wegen seiner günstigen pharmakokinetischen Eigenschaften zum Einsatz [25].
- Ist eine Relaxierung erforderlich, so wird diese vorzugsweise mit **Vecuronium** oder **Atracurium** durchgeführt. Auch hier ist die bedarfsadaptierte Repetitionsdosis unter Train-of-four-Monitoring einer kontinuierlichen Dauerinfusion vorzuziehen [12, 13, 19, 26].

Es gibt 32–64 Kombinationsmöglichkeiten der in Tabelle 1 genannten Pharmaka.

Tabelle 1. Kombinationsmöglichkeiten in der TIVA

Analgetika	Sedativa	Hypnotika
Fentanyl	DHBP	Trapanal
Alfentanil	Midazolam	Methohexital
Sufentanil	Flunitrazepam	Propofol
Ketamin	Diazepam	Etomidate

Liest man die Literatur, die sich mit dem Einsatz der TIVA im Kindesalter beschäftigt, so fallen folgende Punkte auf:

- Derzeit finden sich nur einige wenige Arbeiten [9, 23].
- Die durch kontinuierliche Applikation intravenöser Anästhetika erzielten Aufwachzeiten sind im Vergleich zu der Inhalationsanästhesie nur zum Teil kürzer [14], zum Teil sogar deutlich länger [2, 15, 34].
- Es gibt derzeit keine allgemein bevorzugte Präferenz einer bestimmten Medikamentenkombination (vgl. Tabelle 1).
- Eine „closed-loop"-gesteuerte Narkosetechnik – wie bei Erwachsenen bereits eingesetzt – ist bis jetzt für das Kindesalter nicht beschrieben [32]. Vor allem im Säuglings- und Kleinkindesalter dürften der Steuerung über einen EEG-Parameter durch die noch nicht fertige Verschaltung der zerebralen Neurone und den sich hieraus ergebenden entwicklungsbedingten Schwierigkeiten der EEG-Interpretation Grenzen gesetzt sein.

Nachteile der TIVA im frühen Kindesalter sind aber v. a. die aufgrund unterschiedlicher Pharmakokinetik und Pharmakodynamik resultierenden Wirkzeiten, die im Einzelfall viel weniger abzuschätzen sind als bei Erwachsenen. Dementsprechend müssen die Anforderungen an die Überwachungsmaßnahmen intra- und postoperativ ausgerichtet sein; sie bestehen mit Ausnahme von ultrakurzen Eingriffen wie Verbandswechsel in

- kontrollierter Beatmung,
- suffizientem Kreislaufmonitoring und
- ausreichend langer Überwachungsmöglichkeit auf einer Aufwacheinheit.

Nur wenn die Sicherheit des kleinen Patienten durch die TIVA nicht beeinträchtigt wird, kann dieses Verfahren bei den relativen Indikationen im Gegensatz zur Inhalationsanästhesie Bestand haben. Trotzdem dürfte in Zukunft – oder unter bestimmten Voraussetzungen bereits heute – die hier dargestellte eher eingeschränkte Indikationsliste der TIVA im Kindesalter durch einige allgemeine Aspekte der TIVA zumindest überdenkenswert sein:

Zu nennen ist der Umweltaspekt mit der zwar geringen, aber doch meßbaren Zunahme der teilhalogenierten FCKW durch die alten Inhalationsnarkotika Halothan, Enfluran und Isofluran von rechnerisch 1‰ [3]. Darüber hinaus stehen die beruflichen Risiken des Anästhesiepersonals durch die Exposition weiterhin im Raum. In manchen Gegenden der Welt erlangen allerdings ganz andere Aspekte Priorität: So ist unter Katastrophenbedingungen wie z. B. in Ruanda ein Einsatz einer ausreichenden Anzahl von Narkosemaschinen überhaupt nicht denkbar, und unter diesen Umständen kann der Einsatz von i.v.-Narkotika die einzige mögliche Alternative darstellen. Der Verzicht auf eine kostspielige Narkosegasversorgung einschließlich der entsprechenden Sicherungs- und Überwachungssysteme, der Wegfall von Narkosegasabsaugung, von teurer Low-flow-Technologie und Narkosegasmonitoring könnten in Zukunft zumindest für einige Bereiche aus wirtschaftlichen Gründen Bedeutung erlangen.

Dem stehen als „Nachteile" der TIVA in der Endausbaustufe die zahlenmäßig größere Beschaffung von Perfusoren evtl. mit Computerinterface und zumindest die prospektiv notwendige Überwachung der Narkose- bzw. Schlaftiefe mittels EEG gegenüber, um zu einer qualitativ annähernd gleich gut steuerbaren Narkose für unsere Patienten zu kommen.

Literatur

1. Aken H van, Hemelrijck J van, Merckx L, Mollhoff T, Mulier J, Lubbesmeyer HJ (1990) Total intravenous anesthesia using propofol and alfentanil in comparison with balanced anesthesia in neurosurgery. Anaesth Intensivther Notfallmed 25: 54–58
2. Aun CS, Short TG, O'Meara ME, Leung DH, Rowbottom YM, Oh TE (1994) Recovery after propofol infusion anaesthesia in children: comparison with propofol, thiopentone or halothane induction followed by halothane maintenance. Br J Anaesth 72: 554–558
3. Bergmann H (1993) Totale intravenöse Anästhesie vs. Inhalationsanästhesie. In: Dick W, Eberle B, Gervais H, Heinrichs W, Klein A (Hrsg) TIVA. Springer, Berlin Heidelberg New York Tokio (Klinische Anästhesiologie und Intensivtherapie, Bd 44, S 202)
4. Boltshauser E, Lang W, Gallmann T, Arbenz U (1988) Das Kind mit neuromuskulärer Krankheit – Übersicht. In: Peter K, Groh J (Hrsg) ZAK München 1987, Bd III. Springer, Berlin Heidelberg New York Tokio (Anaesthesiologie und Intensivmedizin, Bd 205, S 396)
5. Borgeat A, Popovic V, Meier D, Schwender D (1990) Comparison of propofol and thiopental/halothane for short duration in ENT surgical procedures in children. Anesth Analg 71: 511–515
6. Britt BA (1972) Recent advances in malignant hyperthermia. Anesth Analg Curr Res 51: 841–850
7. Breucking E (1988) Das Kind mit neuromuskulärer Krankheit – Narkoseprobleme. In: Peter K, Groh J (Hrsg) ZAK München 1987, Bd III. Springer, Berlin Heidelberg New York Tokio (Anaesthesiologie und Intensivmedizin, Bd 205, S 401)

8. Browne BL, Wolf AR, Prys-Roberts C (1990) Dose requirements for propofol in children during total i.v. anaesthesia. Br J Anaesth 64: 396–401

9. Browne BL, Prys-Roberts C, Wolf AR (1992) Propofol and alfentanil in children: infusion technique and dose requirements for total i.v. anaesthesia. Br J Anaesth 69: 570–576

10. Crozier TA, Schlaeger M, Wuttke W, Kettler D (1994) TIVA mit etomidatfentanyl versus midazolam-fentanyl. Anaesthesist 43: 605–613

11. Eger EI (1994) New inhaled anesthetics. Anesthesiology 80: 906–922

12. Fisher DM, Canfall PC, Spellman MJ, Miller RD (1990) Pharmacokinetics and pharmacodynamics of atracurium in infants and children. Anesthesiology 73: 33–37

13. Grundmann U, Ismaily AJ, Kleinschmidt S, Motsch J (1991) Vergleichende Untersuchungen von Atracurium und Vecuronium für mittellang dauernde operative Eingriffe bei Säuglingen und Kleinkindern. Anästhesiol Intensivmed Notfallmed Schmerzther 26: 25–28

14. Hannallah RS, Britton JT, Schafer PG, Patel RI, Norden JM (1994) Propofol anaesthesia in paediatric ambulatory patients: a comparison with thiopentone and halothane. Can J Anaesth 41: 12–18

15. Hiller A, Pyykko 1, Saarnvaara L (1993) Evaluation of postural stability by computerized posturography following outpatient paediatric anesthesia. Comparison of propofol/alfentail/N$_2$O anaesthesia with thiopentone/halothane/N$_2$O anaesthesia. Acta Anaesth Scand 37: 556–561

16. Hobbhahn J, Hansen E, Conzen P, Peter K (1991) Der Einfluß von Inhalationsanästhetika auf die Leber I. Springer, Berlin Heidelberg New York Tokio (Anästhesiologie und Intensivmedizin, Bd 32, S 215)

17. Hobbhahn J, Hansen E, Conzen P, Peter K (1991) Der Einfluß von Inhalationsanästhetika auf die Leber II. Springer, Berlin Heidelberg New York Tokio (Anästhesiologie und Intensivmedizin, Bd 32, S 250)

18. Jones RD, Chan K, Andrew LJ (1990) Pharmacokinetics of propofol in children. Br J Anesth 65: 661–667

19. Kalli I, Meretoja OA (1988) Infusion of atracurium in neonates, infants and children. Br J Anaesth 60: 651–654

20. Kenyon CJ, McNeil LM, Fraser R (1985) Comparison of the effects of etomidate, thiopentone and propofol on cortisol synthesis. Br J Anaesth 57: 509–511

21. Komatsu H, Taie S, Endo S, Fukada K, Ueki M, Nogaya J, Ogli K (1994) Electrical seizures during sevoflurane anesthesia in two pediatric patients with epilepsy. Anesthesiology 81: 1535–1537

22. Lowenstein E, Reiz S (1987) Effects of inhalation anesthetics on systemic hemodynamics and coronary circulation. In: Kaplan JA (ed) Cardiac anesthesia, 2nd edn. Grune & Stratton, New York London, p 3

23. Marsh B, White M, Morion N, Kenny GN (1991) Pharmacokinetic model driven infusion of propofol in children. Br J Anaesth 67: 41–48

24. McPherson RW, Mahla M, Johnson R, Traystman RJ (1985) Effects of enflurane, isoflurane, and nitrous oxide on somatosensory evoked potentials during fentanyl anesthesia. Anesthesiology 62: 626–633

25. Meistelman C, Saint-Maurice C, Lepaul M, Levron JC, Loose JP, Mac Gee K (1987) A comparison of alfentanil pharmacokinetics in children and adults. Anesthesiology 66: 13–16

26. Meretoja OA (1990) Neuromuscular blocking agents in paediatric patients: influence of age on the response. Anesth Intens Care 18: 440–448
27. Murray D, Vandewalker G, Matherne P, Mahoney LT (1987) Pulsed Doppler and two-dimensional echocardiography: Comparison of halothane and isoflurane on cardiac function in infants and small children. Anesthesiology 67: 211–217
28. Neubauer U, Stefan H, Schlegel M, Wölfel L, Georgieff M (1991) Effects of isoflurane and enflurane on electrocorticography in epilepsy surgery. Epilepsia 32 (Suppl. 1): 53
29. Neundörfer B, Klose R (1975) EEG-Veränderungen bei Kindern während Enflurano-Anästhesie. Prakt Anästh 10: 271–284
30. Patel DK, Koeling PA, Newman GB, Radford P (1988) Induction dose of propofol in children. Anaesthesia 43: 949–952
31. Piotrowski R, Petrow N (1990) Anesthesia induction in children: propofol in comparison with thiopental following premedication with midazolam. Anaesthesist 39: 398–405
32. Schüttler J, Schüttler M, Kloos S, Nadstawk J, Schwilden H (1991) Optimierte Dosierungsstrategion für die totale intravenöse Anästhesie mit Propofol und Ketamin. Anaesthesist 40: 199–204
33. Sebel PS, Flynn PJ, Ingram DA (1984) Effect of nitrous oxide on visual, auditory and somatosensory evoked potentials. Br J Anaesth 56: 1403–1407
34. Short TG, Aun CS, Tan P, Wong J, Tam YH, Oh TE (1994) A prospective evaluation of pharmacokinetic model controlled infusion of propofol in paediatric patients. Br J Anaesth 72: 302–306
35. Smith RM (1968) Anesthesia for infants and children, 3rd edn. Mosby, Saint Louis, p 124
36. Strauss H (1996) Anästhesie und Sedierung bei neuroradiologischen Verfahren und Bestrahlungen. In: Beushausen T, Kraus GB, Strauß J (Hrsg) Anästhesie und Sedierung für diagnostische Eingriffe im Kindesalter. Springer, Berlin Heidelberg New York Tokio (Reihe: Kinderanästhesie, S 117)
37. Thornton C, Catley DM, Jordan C, Lehane JR, Royston D, Jones G (1983) Enflurane anaesthesia causes graded changes in the brainstem and early cortical auditory evoked response in man. Br J Anaesth 55: 479–486
38. Valtonen M, Lisalo E, Kanto J, Rosenberg P (1989) Propofol as an induction agent in children: pain on injection and pharmacokinetics. Acta Anaesthesiol Scand 33: 152–155
39. Watcha MF, Simeon RM, White PF, Stevens J (1991) Effect of propofol on the incidence of postoperative vomiting after strabismus surgery in pediatric outpatients. Anesthesiology 75: 204–209
40. Westrin P (1991) The induction dose of propofol in infants 1–6 months of age and in children 10–16 years of age. Anesthesiology 74: 455–458

Die Intubation bei Kindern mit Propofol

G. Grubhofer

Seit 1950 sind Muskelrelaxanzien integraler Bestandteil von Intubationsnarkosen. An ihnen haftet dabei der Nimbus der Unersetzbarkeit, der verständlich erscheint, wenn man sich ihren Siegeszug in den letzten 40 Jahren vor Augen hält. Vor allem das Succinylcholin (SCC), das sowohl eine exzellente Muskelrelaxation als auch einen schnellen Wirkeintritt und Abbau bietet, setzte sich bald als Mittel der 1. Wahl zur Intubationserleichterung durch. In den letzten Jahren allerdings erlangte die muskelrelaxansfreie Intubation bei Erwachsenen und auch Kindern wieder zunehmend Interesse. Dafür gibt es mehrere Gründe:

1. Muskelrelaxanzien (MR) sind Medikamente, die den Patienten im wahrsten Sinn des Wortes „ruhigstellen". Sie können weder Schlaf noch Analgesie hervorrufen, dies aber aufgrund fehlender Patientenmotorik vortäuschen. Die Gefahr, Muskelrelaxanzien zu mißbrauchen und als quasi schlechten Ersatz für Analgetika und Hypnotika zu verwenden, ist also groß.
2. In der Kinderanästhesie kommt SCC zunehmend ins Kreuzfeuer der Kritik, v. a. durch die akkurate Dokumentation seiner Nebenwirkungen. In den USA wurde daraufhin der Beipacktext geändert, der nun eine strenge Indikationsstellung für SCC fordert [2].
3. Häufig ist man in der Kinderanästhesie in der Situation, für einen kurzen Eingriff zu intubieren. Will man nichtdepolarisierende Muskelrelaxanzien (ndMR) generell nicht verwenden oder antagonisieren, bleibt als Alternative nur eine muskelrelaxansfreie Anästhesie.

Propofol als Ersatz für Muskelrelaxanzien?

Die Anforderungen an eine muskelrelaxansfreie Anästhesie für eine endotracheale Intubation (ETI) sind dabei mehrere. Die Laryngoskopie muß toleriert werden, die Stimmbänder sollten relaxiert und der Hustenreflex supprimiert sein. Als Ersatz für MR bieten sich hier systemisch oder lokal Analgetika an. Des weiteren sollten die hämodynamischen Reflexantworten (Tachykardie, Hypertonie) auf den Intubationsreiz unterdrückt werden. Nachdem bei Erwachsenen mit Propofol durchweg adäquat ohne MR intubiert werden kann [7], liegt es nahe, diese Substanz auch in der Kinderanästhesie einzusetzen. Propofol hat neben seiner hypnotischen Wirkung auch noch reflexdämpfende und vielleicht auch leicht analgetische Eigenschaften [7], wodurch es gegenüber anderen Hypnotika von Vorteil erscheint. Im Gegensatz zu Erwachsenen scheint es aber bei Kindern notwendig zu sein, für eine erfolgreiche Intubation ein Adjuvans zu verwenden, welches in der Regel Alfentanil ist. Strittige Diskussionspunkte betreffen derzeit noch die Qualität dieses Verfahrens (Scores?), Auswahl und Dosierung des Analgetikums sowie mögliche Indikationen und Kontraindikationen.

Die Qualität der Intubationsbedingungen zu quantifizieren und zu vergleichen ist insofern schwierig, als in vielen Untersuchungen leider nicht immer ein allgemein anerkanntes Scoringsystem angewendet wird. Empfehlenswert erscheint das Scoringsystem nach Helbo-Hansen [4] aus dem Jahr 1988. Auf einer vierstufigen Skala werden dabei 3 Kriterien beurteilt (Tabelle 1).

Klinische Studien

Ein direkter Vergleich der Intubationsbedingungen zwischen einem Standardverfahren und Propofol erfolgte bisher in 2 Studien. 1994 untersuchten Steyn et al. [8] 80 Kinder (Alter 2–14 Jahre) und verglichen doppelblind eine Propofol-Alfentanyl-Induktion mit einer Propofol-SCC-Mischung. Bezüglich Laryngoskopie, Position der Stimmbänder und Unterkieferentspannung fanden die Autoren keine Unterschiede (Abb. 1).

Tabelle 1. Intubationsbedingungen – Score nach Helbo-Hansen

	Score 1	Score 2	Score 3	Score 4
Laryngoscopy	Easy	Fair	Difficult	Impossible
Vocal cords	Open	Moving	Closing	Closed
Coughing	None	Slight	Moderate	Severe

Abb. 1.
Intubationsbedingungs-
score für Laryngoskopie
(Lar.), Stimmbänder
(VC), Husten *(Cough)*,
Unterkieferentspannung
(JR) und Bewegung der
Extremitäten *(LM)* in
den Gruppen Alfentanil
(A) und Succinylcholin
(S); weiß: Score 1; *hell-
grau:* Score 2; *dunkel-
grau:* Score 3; *schwarz:*
Score 4

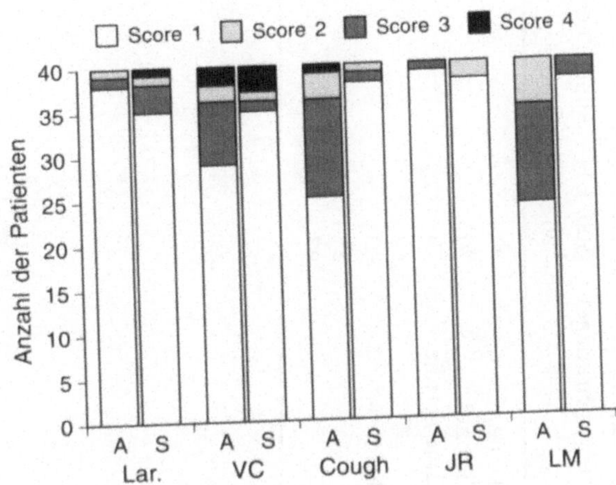

Nach der Intubation traten in der Alfentanylgruppe allerdings häufiger Husten und Bewegung der Extremitäten auf. Trotzdem konnten alle Kinder intubiert werden, und die Intubationsbedingungen wurden in 80% (Propofol-Alfentanil) bzw 87% (Propofol-SCC) als akzeptabel beurteilt. Unsere Arbeitsgruppe [3] verglich bei 28 Kindern (Alter 1 1/2–14 1/2 Jahre) eine Halothan-Propofol-Induktion mit einer Halothan-Atracurium-Induktion und kam zu ähnlichen Ergebnissen (exzellente Bedingungen in 79% bzw. 72%).

Bezüglich der Dosierung des Analgetikums sind bisher 3 Untersuchungen erschienen (Tabelle 2). Nach einer titrierten Einleitungsdosis von Propofol gaben Steyn et al. [8] 15 µg/kg Alfentanil und konnten nach einer Wartezeit von 45 s 80% aller Patienten bei guten Bedingungen intubieren. McConaghy u. Bunting [6] konnten diese Ergebnisse bestätigen; bei einer verminderten Dosis von Alfentanil wurden die Bedingungen allerdings deutlich schlechter. Das Auftreten von Injektionsschmerz ist durch den Verzicht auf Lidocain erklärbar, die 1mal beobachtete Bradykardie hätte sich vermutlich durch eine Prämedikation mit Atropin vermeiden lassen. Die von Hiller et al. [5] untersuchten Kinder waren deutlich jünger. 20 µg/kg Alfentanil scheinen hier auch mit dem Zusatz von Lidocain nur zu unwesentlich besseren Intubationsbedingungen zu führen, was aber in einer Gruppe von älteren Kindern sehr wohl beobachtet werden konnte. Alfentanil wurde vor Propofol gegeben, so daß ein Injektionsschmerz nicht auftrat. Als besonderen Vorteil dieser Intubationstechnik betrachten alle Autoren eine exzellente hämodynamische Stabilität, die auf der reflexdämpfenden Eigenschaft aller 3 Substanzen beruht.

Tabelle 2. Wissenschaftliche Prüfungen von Propofol in Kombination mit Alfentanyl zur Intubation bei Kindern

Autor	n; Alter (Jahre)	Propofol [mg/kg KG]	Alfentanyl [µg/kg KG]	Lidocain [mg/kg KG]	Nebenwirkungen	Gute ETI-Bedingungen [%]
Steyn et al. [8]	n = 80; 2–14	3–4	15	0,2	keine	80
McConaghy u.	n = 60; 2–12	2,8–3,4	5	–	Schmerz,	20
Bunting [6]			10	–	Bradykardie	70
			15	–		80
Hiller et al. [5]	n = 90; 1–3	3,5	20	–	keine	40
		3,5	20	1		55
		3,5	40	–		87

Zusammengefaßt ergeben sich folgende Bedingungen einer erfolgreichen Anwendung dieser Intubationstechnik:

- Prämedikation mit Atropin zur Vermeidung von Bradykardien nach Alfentanil;
- Titrieren von Propofol bis zur Einschlafdosis (meist 3–4 mg/kgKG), wobei bei Einleitung mit Halothan die Wirkung von Propofol noch gesteigert werden kann;
- Lidocain bis zu 1 mg/kgKG zur Unterdrückung des Injektionsschmerzes;
- Alfentanil 15–30 µg/kgKG, wobei mit der Intubation noch mindestens 45 s abgewartet werden sollte („peak effect" nach 1 min).
- Bei Kindern, welche jünger als 3 Jahre sind, ist mit einem erhöhten Bedarf an Alfentanil zu rechnen.

Zusammenfassung

Mögliche Anwendungsgebiete dieser Technik sind einerseits Elektiveingriffe von kurzer Dauer, die eine Intubation erfordern (z. B. Adenotomie, Herniotomie, diagnostische Eingriffe in Bauch- oder Seitlage, Setzten eines permanenten ZVK oder Herzschrittmachers), sowie der Einsatz als Alternative zu SCC [8] bei einer bestehenden Kontraindikation (MH, Muskeldystropien, Hyperkaliämie). Als Kontraindikationen sind zu nennen: Blitzintubation und Intubation beim Notfall, Operationen, bei denen eine gute Muskelrelaxation erwünscht ist (Spaltbildungen, Omphalozelen, Neurochirurgie) sowie Krankheitsbilder, bei denen Husten oder Bewegung nach Intubation unbedingt vermieden werden soll (Augenverletzungen, erhöhter Hirndruck).

Zusammenfassend läßt sich sagen, daß mit Propofol eine sowohl praktikable als auch sichere Alternative zu Muskelrelaxanzien bei der Intubation von Kindern zur Verfügung steht. Damit die Methode aber nicht unnötigerweise in Verruf gerät, sollte man allerdings ihre Nachteile und auch Grenzen gut kennen.

Literatur

1. Coley S, Mobley K, Fell D et al. (1987) Sympathoadrenal responses to tracheal intubation after thiopentone or propofol. Br J Anaesth 59: 659P

2. Goudsouzian NG (1995) Recent changes in the package insert for succinylchloride (Letter). Anesth Analg 80: 207–208
3. Grubhofer G, Petcold R, Donner A et al. (1993) Facilitated tracheal intubation in infants: is propofol a safe alternative to atracurium? Paediatr Anaesth 3: 139–145
4. Helbo-Hansen S, Ravlo O, Trap-Anderson S (1988) The influence of alfentanyl on the intubating conditions after priming with vecuronium. Acta Anesth Scand 32: 41–44
5. Hiller A, Klemola UM, Saarnivaara L (1993) Tracheal intubation after induction of anaesthesia with propofol, alfentanyl and lidocaine without neuromuscular blocking drugs in children. Acta Anesth Scand 37: 725 – 729
6. McConaghy P, Bunting HE (1994) Assessment of intubating conditions in children after induction with propofol and varying doses of alfentanyl. Br J Anesth 73: 596–599
7. Scheller MS, Zornow MH, Saidman LJ (1992) Tracheal intubation without the use of muscle relaxants: A technique using propofol and varying doses of alfentanil. Anesth Analg 75: 788–793
8. Steyn MP, Quinn AM, Gillespie JA et al. (1994) Tracheal intubation without neuromuscular block in children. Br J Anaesth 72: 403–406

Clonidin in Kombination mit Benzodiazepinen und Opioiden zur Langzeitsedierung im Kindesalter – Klinischer Erfahrungsbericht

J. Mehler

Zur Langzeitsedierung im Kindesalter im Rahmen der Intensivmedizin hat sich die Kombination von Benzodiazepinen und kurzwirksamen Opioiden bewährt. Meist wird hier die Kombination Midazolam/Alfentanil oder Midazolam/Fentanyl benutzt. Besteht jedoch die Notwendigkeit, über einen längeren Zeitraum (>3–4 Tage) eine kontrollierte Beatmung durchzuführen, beobachten wir unter den angegebenen Schemata häufig Toleranzphänomene, die entsprechende Dosiserhöhungen und zusätzliche Gaben von Sedativa und Analgetika notwendig machen. Darüber hinaus entwickeln viele dieser Kinder während der Phase der Entwöhnung vom Respirator Entzugssymptome wie Unruhe, Halluzinationen und ausgeprägte Bewegungsstörungen. Die guten Erfahrungen mit dem α_2-Agonisten Clonidin als Supplement zur Analgesie und bei der Entzugsbehandlung im Erwachsenenalter sowie einzelne Erfahrungen bei Kindern nahmen wir zum Anlaß, den Stellenwert dieser Substanz im Rahmen der Langzeitsedierung zu evaluieren [1–4].

Methodik

Eingang in die klinische Studie fanden Neugeborene, Säuglinge und Kleinkinder nach Korrektur komplexer Vitien, bei Zustand nach langen Bypasszeiten und Capillary-leak-Syndrom, Zustand nach „low cardiac-output" und Vitien, die postoperativ zu pulmonalen Hochdruckkrisen disponieren. Zunächst begannen wir die Analgosedierung nach dem o.a. Schema und supplementierten Phenobarbital 10 mg/kg KG und Promethazin 0,5–1 mg/kg KG bei Bedarf. Ergab sich aufgrund des klinischen Verlaufes, daß die Beatmungsdauer länger als 3–4 Tage betragen würde, wurde Clonidin als Dauerinfusion zunächst in der Dosis von 1 µg/kg KG/h zusätzlich appliziert. Je nach klinischen Erfordernissen wurde die Dosis schrittweise bis auf 4 µg/kg KG/h erhöht. Voraussetzung war hämodynamische Stabilität (invasives Monitoring). Alle Kinder erhielten im Rahmen der Grunderkrankung Katecholamine und Vasodilatanzien. Darüber hinaus wurden Patienten in die Studie aufgenommen, die während der Rücknahme der Analgosedierung klinisch relevante Entzugssymtome entwickelten. Die Therapie mit Clonidin wurde ausschleichend beendet und erfolgte in der Regel über den Extubationszeitpunkt hinaus, wobei die Analgosedierung als Dauergabe in dieser Phase bereits beendet war.

Ergebnisse

Im Zeitraum von 11/93 bis 10/95 haben wir 105 Patienten dieser speziellen Altersgruppe mit Clonidin in der beschriebenen Weise behandelt. Im Vergleich zu der vor diesem Zeitpunkt üblichen Vorgehensweise konnten mit der Gabe von Clonidin die Dosissteigerung der Sedativa und Analgetika begrenzt und die Entzugssymptome kontrolliert werden. Häufig war eine milde Absenkung der Herzfrequenz zu beobachten, die aber 10% des Ausgangswertes nicht überschritt. Ein wesentlicher Effekt auf die Hämodynamik ergab sich nicht. Bei keinem dieser Kinder mußte die Therapie mit Clonidin wegen anderer Nebenwirkungen beendet werden.

Zusammenfassung

Die nach kardiochirurgischer Korrektur komplexer Vitien notwendige Intensivtherapie erfordert eine effiziente Langzeitanalgosedierung, die mit Toleranzphänomenen und entsprechenden Entzugssyndromen den klinischen Verlauf nachhaltig negativ beeinflussen können. Mit der frühzeitigen Gabe von Clonidin als Supplement zur Analgosedierung lassen sich das Ausmaß der Dosissteigerung von Analgetika und Sedativa begrenzen und auftretende Entzugssymptome minimieren. Die Hämodynamik wird dabei nur geringgradig beeinflußt. Die Therapie mit Clonidin sollte nicht abrupt beendet werden.

Literatur

1. Beushausen T (1994) Midazolam als Komponente der Langzeitsedierung bei Kindern. Anästh Intensivmed 35: 280
2. Conway EE, Singer LP (1992) Acute benzodiazepine withdrawal after midazolain in children. Pediatrics 89: 461
3. Lane JC, Tennison MB, Lawless ST et al. (1991) Movement disorder after withdrawal of fentanyl infusion. J Pediatr 119: 649
4. Maze M (1992) Clinical uses of alpha-2 agonists. Springer, Berlin Heidelberg New York Tokio (ASA Refresher Course 20, S 133)

Diskussion *zu Teil 5*

■ **Frage:** Welche praktische Bedeutung haben Eliminationshalbwertszeiten?

■ **Antwort:** Die Eliminationshalbwertszeit ist ein definierter Parameter pharmakokinetischer Modelle. Sie ist für die Praxis weitgehend abgelöst durch die sog. kontextsensitive Halbwertszeit, die sich auf Wirksamkeit und Pharmakodynamik bezieht. Sie erfaßt den Wirkungsverlust nach Gabe einer definierten Dosis über eine bestimmte Zeit und ermöglicht den Vergleich der Substanzen auf einer rationalen Basis. Beispielsweise hat Alfentanil nach kontinuierlicher Infusion eine längere kontextsensitive Halbwertszeit als Sufentanil.

■ **Frage:** Eliminationshalbwertszeiten wurden bislang bei Opioiden zur Bestimmung eines postoperativen Überwachungszeitraums verwendet. Ist das noch zeitgemäß?

■ **Antwort:** Nein. Bei Kurzzeitanwendung auch über einige Tage in der Intensivtherapie spielt die Elimination keine Rolle für das Abklingen der Wirkung. Kontextsensitive Halbwertszeit und Eliminationshalbwertszeit weichen sehr stark voneinander ab. Dies ist in der inneren Medizin bei Anwendung über Monate natürlich anders (z. B. Digitalis).

■ **Frage:** Muß jedes Kind, das zur Korrektur einer Leistenhernie, Ptosis oder eines Strabismus ansteht, als MH-gefährdet betrachtet werden und daher eine TIVA erhalten?

■ **Antwort:** Nein. Ein Zusammenhang zwischen bestimmten kinderchirurgischen Eingriffen und einer erhöhten MH-Inzidenz wird heute ausgeschlossen. Eine detaillierte Familienanamnese gibt die wesentlichen Hinweise zum Risiko.

■ **Frage:** Ist die Bronchoskopie eine Indikation zur TIVA?

■ **Antwort:** Für diesen Eingriff ist die TIVA besonders geeignet, da eine Kontamination der Umgebung mit Narkosegasen verhindert wird.

■ **Frage:** Kann Propofol als Ersatz für Succinylcholin oder als kompletter Ersatz für die Muskelrelaxation zur Intubation verwendet werden?

■ **Antwort:** Gerade bei kurzen Eingriffen ist Propofol besonders in Verbindung mit einem Opioid oder nach inhalativer Narkoseeinleitung als Relaxans-Ersatz geeignet. Rocuronium ist wegen der verlängerten Wirkung der empfohlenen Intubationsdosis hier schlecht geeignet. Die Wirkdauer von Mivacurium läßt es für diese Anwendung als geeignet erscheinen.

■ **Frage:** Kann der Injektionsschmerz, den Propofol verursacht, durch Lidocain im Bolus oder als Beimischung vermindert werden?

■ **Antwort:** Nach Bolusgabe vor Propofol findet man keine sichere Reduktion des Injektionsschmerzes. Besser ist eine Beimischung von Lidocain (1mg/kgKG) zu Propofol. Der Injektionsschmerz tritt in kleinen Venen häufiger auf als z. B. in Kubitalvenen. Alternativ kann auch eine Voratmung eines Lachgas-Sauerstoff-Gemisches oder eine Opioidgabe helfen.

■ **Frage:** Spielt eine mögliche antitussive Wirkung von Lidocain eine Rolle bei der Erleichterung der Intubation?

■ **Antwort:** Das ist anzunehmen.

■ **Frage:** Haben Sie einen direkten Vergleich der Intubationsbedingungen unter alleiniger Halothaninhalationsanästhesie mit Propofol durchgeführt?

■ **Antwort:** Nein. In der Untersuchung wurde Halothan als Adjuvans verwendet, mit einer inspiratorischen Konzentration von etwa 1,5 Vol.-%. Als Monoanästhetikum braucht man wesentlich höhere endtidale Konzentrationen für gute Intubationsbedingungen.

■ **Frage:** Gibt es in der Literatur Hinweise auf erhöhte Komplikationsraten bei der Anwendung von Propofol bei Kindern unter 3 Jahren?

■ **Antwort:** Der Hersteller weist auf die fehlende Zulassung bei Kindern unter 3 Jahren hin. Für den Bereich kurzfristiger Anwendung gibt es aber in der Literatur keinen Anhalt für eine erhöhte Komplikationsrate. Dazu liegen ausreichend Studien vor. Bei Langzeitsedierung sind allerdings Todesfälle bei Kindern unter Intensivtherapiebedingungen beschrieben. Hierfür ist Propofol bei Kindern auch nicht zugelassen.

■ **Frage:** Gibt es nach der Langzeitanwendung von Clonidin Entzugsphänomene?

■ **Antwort:** Vereinzelte Berichte erwähnen eine Entzugssymptomatik. Da gleichzeitig oft mehrere Analgetika und Sedativa abgesetzt werden, ist eine Trennung von deren Entzugssymptomatik schwierig. Randomisierte, doppelblinde Studien mit entsprechend großen Fallzahlen, die diese Frage beantworten könnten, existieren nicht.

Teil 6:
Neue Opioide,
α_2-Antagonisten

Alfentanil und Remifentanil in der Kinderanästhesie

P. Reinhold, P. Schneider

Alfentanil

Fentanyl war das erste einer Reihe von 4 Anilinopiperidin-Opiatagonisten und wurde in den 60er Jahren als im Vergleich zu Morphin 80mal potenteres Analgetikum in die Klinik eingeführt. 1983 wurde dann Alfentanil vorgestellt. Verglichen mit Fentanyl zeichnet es sich durch eine schnellere Anschlagzeit und eine kürzere Wirkdauer aus. Aufgrund seiner pharmakokinetischen und pharmakodynamischen Eigenschaften konnte es sich schnell in der Erwachsenenanästhesie etablieren.

Alfentanil ähnelt in seiner chemischen Konfiguration dem Fentanyl sehr. Es unterscheidet sich lediglich im N-Alkyl-Seitenrest und in der Substitution des Piperidinringes. Auffällig sind sein pKa-Wert im fast neutralen Bereich, die geringe Lipophilie und die starke Plasmaproteinbindung, vornehmlich Bindung an α_1-saures Glykoprotein, die sich auf 92% beläuft (Meuldermans et al. 1982). Diese Unterschiede führen zu einem deutlich unterschiedlichen pharmakokinetischen Profil: Die Eliminationshalbwertszeit von Alfentanil beträgt nach intravenöser Applikation 94 min gegenüber 220 min bei Fentanyl. Das Verteilungsvolumen beträgt 0,7 1/kg, die Clearance 5 ml/kg KG/min. Daneben scheint auch die vergleichsweise schwache Bindung an Opiatrezeptoren, vornehmlich am μ-Rezeptor, eine wichtige Rolle für den raschen Wirkungseintritt und die kurze Wirkdauer zu spielen (Tabelle 1).

Alfentanil wird fast komplett durch hepatische Biotransformation inaktiviert, und zwar über eine N- und O-Dealkylierung. Die resultierenden Metabolite sind pharmakologisch inaktiv und werden mit dem Urin ausgeschieden. Die renale Ausscheidung unveränderten Alfentanils ist minimal. Die pharmakodynamischen Parameter zeigen einen schnellen Wirkungseintritt (1 min verglichen mit 5 min nach Fentanyl). Die Wirkdauer nach einem Bolus der

Tabelle 1. Pharmakokinetik und physikochemische Eigenschaften von Alfentanil und Fentanyl bei erwachsenen Probanden. (Nach Hug u. Chaffman 1984)

	pKa	% ionisiert, pH 7,4	Proteinbindung [%]	Eliminations-halbwertszeit [min]	Verteilungs-volumen [l/kg KG]	Clearance [ml/kg KG/min]
Fentanyl	8,4	91	84	219±10	4,0+0,2	12,6±8,9
Alfentanil	6,5	11	92	94±9,3	0,7±0,2	5,1±1,1

2 fachen ED_{50} beträgt 11 min bei Alfentanil vs. 30 min bei Fentanyl (Übersicht bei Hug u. Chaffman 1984; Schenk 1993; Freye 1995).

Angaben zur analgetischen Potenz von Alfentanil sind schwierig zu interpretieren. Unter Berücksichtigung der kürzeren Wirkdauer werden beim Menschen dem Fentanyl äquipotente Dosen im Verhältnis von etwa 10:1 angenommen. Der atemdepressorische Effekt nach solchen Alfentanildosen ist dem Fentanyl vergleichbar ausgeprägt, seine Dauer ist aber deutlich kürzer. Die analgetische Potenz und die pharmakologischen Daten prädestinieren Alfentanil für die Kurznarkose (Nauta et al. 1982).

Alfentanil bei Kindern

Stellt man nun die pharmakologischen Daten der Erwachsenen in Beziehung zu den physiologischen Größen mit alterstypischen Besonderheiten wie Flüssigkeitsräumen, Albumingehalt, Fettgewebe, Kreislauffunktion, Blut-Hirn-Schranke, Gehirn, Leberfunktion und Nierenfunktion, dann könnte man folgende Prognose für die pharmakologischen Daten im frühen Kindesalter wagen:

Aufgrund der Relation der Flüssigkeitsräume untereinander und aufgrund des hohen Extrazelluläranteils dürfte das Verteilungsvolumen vergrößert sein. Der geringere Albumingehalt und die Bindung an saures Glykoprotein, dessen Plasmaspiegel bei Früh- und Neugeborenen erniedrigt ist und sich erst im Kleinkindesalter dem der Erwachsenen anpaßt (LeDez 1986), führen zu einer stärkeren Anreicherung des Opioids im peripheren Kompartiment und in den Lipidstrukturen des ZNS und erhöhen zusammen mit der geringer ausgeprägten Blut-Hirn-Schranke die Wirkkonzentration im Zerebrum. Infolge der Unreife des Hirns könnte eine veränderte Opiatempfindlichkeit resultieren mit entsprechender Dämpfung des Atemzentrums. Die geringen Fettdepots lassen eine schnelle Eliminationsphase erwarten. Infolge der Leberunreife dürfte die Clearancerate verringert sein, während die Nierenreife keinen Einfluß auf die Pharmakokinetik haben sollte.

Vor diesem Hintergrund überraschen die weiteren pharmakokinetischen Meßergebnisse zu Alfentanil im Kindesalter nicht, wie sie von den verschiedenen Autoren vorgelegt wurden (Tabelle 2).

Ganz deutlich ist bei den pharmakokinetischen Daten eine Zäsur nach dem ersten Trimenon auszumachen. Dies wird auch klinisch

Tabelle 2. Alfentanil – pharmakologische Daten im Kindesalter

Alter (Monate)	Autor	Eliminations-halbwertszeit [min]	Verteilungs-volumen [l/kg KG]	Clearance [ml/kg KG/min]
<1 (preterms)	Marlow 1990	321 (64–1251)	8,50 (0,12–1,03)	8,8 (8,4–9,6)
<1	Davis 1989	525±385	1,08±8,39	2,2±2,4
12–120	Davis 1989	66±11	0,48+0,19	5,6±2,4
68–96	Van Peer et al. 1984	48±8,9	0,29+0,18	4,7±1,7
Erwachsene	Roure et al. 1987	95±20	0,82±0,30	5,9±1,6
828–984	Helmers et al. 1983	135±47	0,51±8,14	4,9±4,1

evident. Davis (1989) konnte bei einer pharmakokinetischen Vergleichsuntersuchung zwischen Prämaturen und Kindern im Alter von 1–18 Jahren zeigen, daß das Verteilungsvolumen deutlich um mehr als das Doppelte vergrößert ist, wohl als Ausdruck des minimalen Fettgehaltes, des hohen Gesamtwassergehaltes und des niedrigen Glykoproteins. Die Clearance ist nur halb so groß wie bei den Älteren. Hier macht sich die Leberunreife bemerkbar, da die Glukuronisierungsfähigkeit erst mit 3–4 Monaten erreicht ist. Wie Kharash et al. (1994) zeigen konnten, ist der Alfentanilmetabolismus entscheidend auch vom Zytochrom P450 3 A abhängig. Die Leistungsfähigkeit dieses Enzymsystems ist zusätzlich einer großen Variabilität unterworfen, u. a. bei gleichzeitiger Applikation konkurrierender Pharmaka. Beide, die kleine Clearance wie auch der große Verteilungsraum, dürften die lange terminale Halbwertszeit im 1. Trimenon erklären. In den späteren Altersstufen ist die Pharmakokinetik über weite Strecken stabil, ja in einigen Studien ist sogar eine erhöhte Clearance infolge erhöhter Leberdurchblutung beobachtet worden. Die terminale Eliminationszeit nimmt erst im höheren Erwachsenenalter wieder zu (Tabelle 2).

Nebenwirkungen

Neben diesen altersabhängigen pharmakologischen Besonderheiten verdienen auch die allgemeinen Nebenwirkungen von Alfentanil entsprechende Beachtung. Die Inzidenzen werden jedoch in den einzelnen Studien recht unterschiedlich angegeben (Tabelle 3).

In Abhängigkeit von der analgetischen Potenz lösen die μ-Rezeptor-Opioide über den Nucleus dorsalis nervi vagi eine zentrale Vagotonie aus. Nach De Castro (1971) sind Grad und Häufigkeit vom jeweiligen vegetativen Grundmuster des Patienten und der verabreichten Dosis abhängig. Wegen des erhöhten vagalen Tonus am Herzen tritt ein Frequenzabfall ein (Rucquoi u. Camu 1983). Darüber kann es dann gerade bei Kindern zu einem Abfall des arteriellen Mitteldruckes kommen. Durch Anticholinergika läßt sich die Situation gut beherrschen, so daß Frequenz und Druck sich wieder normalisieren.

Eine weitere Nebenwirkung von Alfentanil ist die Beeinträchtigung der Lungencompliance infolge Thoraxrigidität, die entsprechend Fallberichten eine Beatmung unmöglich machen kann. Dieses Phänomen ist typisch für alle Opioide und wird durch ein Überwiegen cholinerger Aktivitäten in den cholinergen und dopaminergen Neuronenverbänden des nigrostriatalen Systems verursacht (Kuschinsky u. Hornykiewicz 1972). Je stärker die analgetische Wirkung ist, desto ausgeprägter scheint auch das Ausmaß der Muskelstarre zu sein. Denn sie tritt besonders stark bei Bolusinjektionen potenter Opioide (Hill et al. 1981), bei hohen Dosierungen (Comstock et al. 1979) und unter Lachgasapplikation auf (Scamman 1983). So ist es auch nicht verwunderlich, daß die meisten Berichte über eine Thoraxrigidität aus der Zeit der „Alfentanilhochdosis" stammen, als man eine Dosis von 80–130 µg/kg KG propagierte, also das 4- bis 5-fache der heute gebräuchlichen Dosis.

Prophylaxemöglichkeiten bestehen in einer langsamen Injektion und einer adäquater Dosierung, z. B. 20–25 µg/kg KG Alfentanil

Tabelle 3. Alfentanil – Nebenwirkungsspektrum

Nebenwirkungen	Moyer 1987	Schenk 1993	Knoche 1985
Hämodynamik:			
– Hypotension	10%	2,1%	8%
– Hypertension	18%	4,2%	15%
– Bradykardie	14%	1,0%	18%
– Tachykardie	12%	3,4%	?
Atemdepression	?	?	?
Thoraxrigidität	7%	5,5%	26%
Nausea	28%	9,5%	16%
Emesis	18%	1,1%	16%

(Freye et al. 1986). Wegen der langsamen Penetration durch die Blut-Hirn-Schranke sind Anticholinergika nicht effektiv (Janik u. Dick 1988). Die Therapie des Rigor besteht in Abwarten nach guter Präoxygenierung, denn die Starre nach Alfentanil löst sich im Gegensatz zu der nach Fentanyl meist rasch auf, oder in einer Relaxierung (Jaffe u. Ramsey 1983).

Die zentral ausgelöste Atemdepression beruht auf einer Hemmung atemregulatorischer Zentren in Pons und Medulla oblongata (Florez u. Mediavilla 1978) mit verminderter Ansprechbarkeit auf den CO_2-Partialdruck des Blutes (Ngai 1961). Faktoren, die eine opioidbedingte Atemdepression verlängern, sind eine Hemmung der Biotransformation in der Leber, und zwar durch eine Hemmung der Konjugation an Glukuronide, und eine oxidative Dealkylierung über eine Verdrängung des Opioids aus seiner Proteinbindung, z. B. durch Pharmaka wie Phenylbutazon und Barbiturate oder infolge geringerer Bindungsmöglichkeit bei Hypoproteinämie. Damit sind einige Prophylaxemöglichkeiten aufgezeigt. Die Atemdepression ist außerdem durch Naloxon antagonisierbar; jedoch ist wegen der differenten Pharmakokinetik Vorsicht geboten.

Übelkeit und Brechreiz nach Alfentanilgabe erklären sich aus der engen Nachbarschaft des Brechzentrums mit der für Opioide sensiblen Chemorezeptortriggerzone, die reichlich mit dopaminergen, histaminergen, serotinergen und cholinergen Endneuronen ausgestattet ist. Entsprechende Antagonisten können hier Abhilfe schaffen (Jorgensen u. Coyle 1990; Scuderi et al. 1993).

Da Alfentanil entsprechend der physiologischen Reifungsprozesse jenseits des 2. Trimenons hinreichend verstoffwechselt wird, kann es ab dieser Altersstufe gut in der Kinderanästhesie eingesetzt werden; im 1. Trimenon und insbesondere bei Neonaten und bei Frühgeborenen ist die Pharmakokinetik und -dynamik im Einzelfall jedoch nur unzureichend kalkulierbar.

Praktische Anwendung von Alfentanil

Das Anwendungsspektrum ist groß: Alfentanil wird z. B. als analgetische Komponente für die „balanced anaesthesia", zusammen mit Hypnotika für die intravenösen Anästhesieverfahren, als „On-the-top-Analgetikum", in Kombination mit Propofol für die Intubation ohne Muskelrelaxans sowie zur Analgosedierung eingesetzt.

> **Indikationsspektrum für Alfentanil**
>
> - Supplement zur Gasnarkose,
> - intravenöse Anästhesie,
> - Kurznarkose,
> - Analgetikum „on the top",
> - Alfentanil/Propofol zur Intubation,
> - postoperative PCA-Therapie,
> - Analgosedierung auf ITS.

So bietet es sich als Supplement für die Narkose mit volatilen Anästhetika an (Mulroy et al. 1991; Hoffmann u. Gothe 1988). Hoffmann u. Gothe (1988) z. B. supplementierten bei Kindern in der 2. Hälfte des Säuglingsalters die Halothannarkose initial mit 40–80 µg/kg KG Alfentanil und repetierten alle 40–60 min 20–40 µg/kg KG Alfentanil. Die relaxierten Patienten waren hämodynamisch stabil, die postoperative Phase gestaltete sich unauffällig. Durch die Supplementierung konnte der Halothanverbrauch nahezu halbiert werden, wie man aus dem Bedarf der Kontrollgruppe folgern kann.

Wie der Literatur (Lehmann 1985) zu entnehmen ist, wird die Alfentanileliminierung im Gegensatz zu anderen Opioiden (Frink et al. 1989) nicht durch volatile Anästhetika beeinflußt.

Sind volatile Narkotika nicht indiziert, so bietet sich eine Alfentanilkombinationsanästhesie nach folgendem Schema an (Reinhold u. Vigfusson 1990; Schenk 1993):

Einleitung:
- Thiopental 5 mg/kg KG,
- Vecuronium 0,1 mg/kg KG,
- Intubation;

Aufrechterhaltung:
- $N_2O/O_2 = 2{:}1$,
- Alfentanil 20–30 µg/kg KG initial,
- Alfentanilrepetitionsdosen 20 µg/kg KG bei Bedarf, bis 15 min vor dem Operationsende;

Operationsende (alternativ):
- Alfentanil 1,0–1,5 µg/kg KG/min,
- evtl. 20 µg/kg KG „on top".

Für die Bolusgaben spricht eine bessere Bedarfsadaptierung, insbesondere wenn man sich die hohe individuelle Variabilität mit dem

Faktor 3–4 vor Augen hält (Ausems et al. 1986), für die kontinuierliche Applikation der ruhigere Narkoseverlauf. Die Ergebnisse zeigen, daß dieses Verfahren durchaus praktikabel ist. Es bietet sich insbesondere bei kardialer Beeinträchtigung, Hypovolämie, Verdacht auf maligne Hyperthermie und erhöhtem Hirndruck an.

Die Kombination Alfentanil/Propofol stellt eine geeignete Methode zur Durchführung von Kurznarkosen dar, sowohl unter Verwendung von Lachgas als auch in Form der TIVA: Propofol 3–4 mg/kg KG plus Alfentanil 20 µg/kg KG unter Beatmung mit Lachgas/Sauerstoff bzw. Alfentanil 40 µg/kg KG unter Sauerstoff-/Luftventilation. Repetiert wird mit jeweils 2 mg/kg KG Propofol und 20 µg/kg KG Alfentanil. Dieses Verfahren hat sich insbesondere bei Kindern ab dem 3. Lebensjahr (Hiller et al. 1993) bewährt. Eine weitere Einsatzmöglichkeit besteht in der „On-the-top-Gabe". Hier nutzt man die schnelle Anschlagzeit, die kurze maximale Wirkdauer und die gute analgetische Potenz, indem im entscheidenden Moment als Reaktion auf einen schmerzhaften Stimulus Alfentanil in einer Dosierung von 20–30 µg/kg appliziert wird. Diese Variante kommt sowohl zur Reduzierung von Dosis und Nebenwirkungen der Einleitungshypnotika und zur der Minderung von Intubationsstreß als auch zur Unterdrückung einer intraoperativen Schmerzattacke während Gasnarkose oder am Ende einer Fentanylkombinationsnarkose zur Anwendung, wenn ein Opioidüberhang vermieden werden soll.

Die Kombination Propofol/Alfentanil erlaubt darüber hinaus eine Intubation ohne volatile Anästhetika und ohne Relaxanzien, wie es in vielen Studien belegt ist: Steyn et al. (1994) verglichen die Intubationsbedingungen nach 15 µg/kg KG Alfentanil plus 3–4 mg/kg KG Propofol mit der Kombination Propofol/Succinylcholin. Signifikante Unterschiede wurden bei den 80 Kindern im Alter von 2–14 Jahren nicht gesehen. Allerdings gab es in der Relaxansgruppe weniger Husten und Armbewegungen. Ähnliche Befunde wurden von Spear et al. (1994) sowie Hiller et al. (1993) bei Dosierungen von 30 bzw. 40 µg/kg KG Alfentanil publiziert. Die Erfahrungen der Autoren mit einer vergleichbaren Technik für kurze HNO-Eingriffe bei Kindern sind ähnlich: Nach dem Einführen des Tubus gibt es nicht selten einen kurzen, aber nicht störenden „Huster". Neben der Intubation erleichtert die Kombination Propofol/Alfentanil auch die Plazierung der Larynxmaske. Weiterhin wird Alfentanil bei Kindern in der PCA sowie in der Analgosedierung eingesetzt. 1991 publizierten Roth et al. ein Dosierschema mit 5 µg/kg KG/h zur Analgosedierung.

Das Anwendungsspektrum für Alfentanil ist auch im Kindesalter groß, allerdings vornehmlich jenseits des 2. Trimenons. Im 1. Trimenon ist die Pharmakodynamik von Alfentanil postoperativ nur schwer abzuschätzen. Daher bietet es sich in dieser Altersstufe v. a. dann an, wenn postoperativ nachbeatmet werden muß.

Remifentanil

Eine noch bessere Steuerbarkeit als Alfentanil läßt Remifentanil erwarten. Es läßt sich wie folgt charakterisieren:

- selektiver μ-Rezeptor-Agonist,
- hochpotentes Analgetikum,
- ultrakurzdauernde Wirkung,
- keine Akkumulationsneigung,
- organunabhängige Metabolisierung,
- günstiges Nebenwirkungsprofil,
- keine Histaminliberierung.

Durch seine Esterstruktur bietet es eine faszinierende Pharmakokinetik (Tabelle 4). Aufgrund der umgehenden organunabhängigen Metabolisierung durch die ubiquitären Gewebe- und Blutesterasen in nahezu inerte Stoffwechselprodukte mit 1/1000 der analgetischen Potenz der Ausgangssubstanz (Hermann et al. 1991) und anschließender Nierenausscheidung liegt die terminale Elminationshalbwertszeit etwa 7mal niedriger als bei Alfentanil und beläuft sich auf etwa 8–10 min (Westmoreland et al. 1993).

Die Anschlagzeit des Remifentanil ist dem Alfentanil vergleichbar kurz. Die hervorragende Dosis-Wirkungs-Beziehung und die rasche Pharmakokinetik lassen sich gut mittels EEG-Ableitung erfassen und darstellen: Die spektralen Eckfrequenzen korrelieren fast auf den Punkt mit den Plasmaspiegeln (Freye 1995). Es dürfte sich damit als nahezu idealer analgetischer Partner für eine kontinuierliche Infusionsanästhesie anbieten. Wie von Dershwitz et al.

Tabelle 4. Pharmakokinetische Daten zu Alfentanil und Remifentanil

	Eliminationshalb-wertszeit [min]	Verteilungs-volumen [l/kg]	Clearance [ml/kg KG/min]
Remifentanil	18,2	24,0±9,2	53
Alfentanil	94±9,3	0,7±0,2	5,1±1,1

(1992) gezeigt, ist bei dieser Pharmakokinetik die Aufwachphase unabhängig von der verabreichten Dosis: Obwohl in ihrer Studie die Patientengesamtdosis um den Faktor 28 variierte und bis zum Ende der Operation kontinuierlich infundiert wurde, wachten alle Patienten innerhalb von 3–5 min auf und atmeten suffizient spontan. Dieser Sachverhalt wird auch sehr klar durch kinetische Studien von Eagan et al. (1994) bestätigt und durch eine konstante kontextsensitive Halbwertszeit von 3–5 min unabhängig von der Dauer der Zufuhr beschrieben.

Bei etwa gleichem dosisabhängigen Nebenwirkungsspektrum [Emesis, Bradykardie, Hypotonie, Rigor und Atemdepression (Morton 1991)] ist Remifentanil über 30mal stärker analgetisch wirksam als Alfentanil (Glass et al. 1993) und reduziert den MAC-Wert für Isofluran wie Fentanyl um etwa 50% (Kapila et al. 1994; Tabelle 5).

Die klinischen Vorteile liegen auf der Hand: Remifentanil ist immer dann angezeigt, wenn eine potente intraoperative Analgesie mit schneller Erholungszeit verlangt wird, z. B. für Kurzzeiteingriffe oder als „On-top"-Gabe. Wegen der fehlenden Kumulationsneigung scheint es aber auch für längere Eingriffe geeignet zu sein. Aufgrund der pharmakologischen Besonderheiten sollte Remifentanil grundsätzlich nur kontinuierlich verabreicht werden. Die „ultraschnelle" Pharmakokinetik und -dynamik entsprechend einem „Switch-on-switch-off-Prinzip" verursacht aber auch Probleme, denn der äußerst rasche Übergang von der Narkose in die postoperative Phase erfordert konzeptionelles Umdenken: Eine präventive Analgesie mit hinreichender postoperativer Wirkung ist nötig.

Tabelle 5. Wirkprofil von Alfentanil und Remifentanil bei Erwachsenen

	Alfentanil	Remifentanil
Wirkungseintritt	1–2 min	1 min
Wirkdauer (maximal)	10–15 min	2 min
Wirkdauer (relativ)	38–60 min	5 min
Terminale Eliminations-halbwertszeit	61 min	9 min
Analgetische Potenz	40mal Morphin	900mal Morphin
Therapeutische Breite	1080	33 000
Hämodynamische Stabilität: RR	+++	+++
Hämodynamische Stabilität: HF	++	+++
Hypnosedative Wirkung	+	+
Postoperative Erholungsphase	+++	+++++

Für Remifentanil gibt es bei Kindern unter 2 Jahren keine ausreichenden Erfahrungen. Bislang liegen nur klinische Studien bei Erwachsenen vor. Die bisher bekannten pharmakologischen Daten und eine kleine pharmakokinetische Untersuchung bei 10 2- bis 12jährigen Kindern (Davis et al. 1995) lassen allerdings – reflektiert auf altersphysiologische Besonderheiten – bei der unmittelbaren, organunabhängigen Metabolisierung durch ubiquitäre unspezifische Esterasen und bei fehlender Kumulationsneigung erwarten, daß das Repertoire der intravenösen Narkoseverfahren in der Kinderanästhesie durch Remifentanil abermals erweitert wird.

Zusammenfassung

Mit Alfentanil steht dem Anästhesisten ein potentes, nebenwirkungsarmes und kurzwirksames Opioid zur Verfügung, mit dem er umzugehen gelernt hat. Die Anwendung in der Neonatalphase und im 1. Trimenon ist jedoch aufgrund der schwer kalkulierbaren Pharmakokinetik nicht unproblematisch. Remifentanil hat das Potential, das kurzwirksame Opioid für die Neonatalphase und andererseits das ersehnte pharmakologische Opioidpendant zum Propofol darzustellen. Außerdem könnte mit Remifentanil die „closed loop anesthesia" klinische Praxis werden (Schüttler u. Stoeckel 1993), wenn die Interpretation der neurophysiologischen pharmakainduzierten Effekte für die unterschiedlichen Altersstufen beherrscht wird.

Literatur

Ausems ME, Hug CC, Sitanski DR, Burn AGL (1986) Plasmaconcentrations of alfentanil required to supplement nitrous oxide anesthesia for general surgery. Anesthesiology 65: 362–373
Comstock MK, Scamman FL, Carter JG (1979) Rigidity and hypercarbia on fentanyl-oxygen induction. Anesthesiology 51: 28
Davis PJ, Killian A, Stiller RC, Cook DR, Guthrie RD, Scierka AM (1989) Pharmacokinetics of alfentanil in newborn premature infants and older children. Develop Pharmacol Ther 13: 21–27
Davis PJ, Ross A, Stiller RL et al. (1995) Pharmacokinetics of remifentanil in anesthetized children 2–12 years of age. Anesth Analg 80: 93
De Castro J (1971) Association des analgesiques centraux et des neuroleptiques en cours d'intervention. In: Vourch G, De Castro J, Gauthier-Lafaye P, Guidi-

celli JF, Viars P (eds) Les analgesiques et la douleur. Influences pharmacologiques diverses exerces sur morphiniques. Masson, Paris, pp 185–194

Dershwitz M, Randel G, Rosow CE et al. (1992) Dose-response relationship of Gl87084B, a new ultra-short-acting opioid. Anesthesiology 77: A396

Eagan TD, Minto C, Lemmens HJM, Muir KT, Hermann DJ, Shafer SL (1994) Remifantil vs. Alfentanil: comparative pharmacokinetics. Anesthesiology 81: A373

Florez J, Mediavilla A (1978) Respiratory and cardiovascular effects of met-enkephalin applied to the ventral surface of the brain stem. Brain Res 138: 585–590

Freye E, Hartung E, Buhl R (1986) Die Lungencompliance wird beim Menschen durch die rasche Injektion von Alfentanil beeinträchtigt. Anästhesist 35: 543–546

Freye E (1995) Opioide in der Medizin. Springer, Berlin Heidelberg New York Tokio

Frink EJ, Silverman ES, Azri BR, Brown BR (1989) Halothane, enflurane and isoflurane induced alterations of sufentanil metabolism in rat liver slices. Anesthesiology 71: A237

Glass PS, Hardman D, Kamiyama Y et al. (1993) Preliminary pharmacokinetics and pharmacodynamics of an ultra-short-acting opioid: remifentanil (Gl87084B). Anesth Analg 77: 1031–1040

Helmers JH, Noorduin H, Adam AA, Giezen J, Leeuwen L van (1983) Anaesthesia with alfentanil in the geriatric patient. Anästhesist 32: 228–229

Hermann DJ, Marton JP, Donn KH et al. (1991) Pharmacokinetic comparison of Gl87084B, a novel ultra-short acting opioid, and alfentanil. Anesthesiology 75: A379

Hill AB, Nahrwold ML, Rosayro M de, Knight PR, Jones RM, Bollen RE (1981) Prevention of Rigidity during fentanyl-oxygen induction of anesthesia. Anesthesiology 55: 452–454

Hiller A (1993) Comparison of cardiovascular changes during anaesthesia and recovery from propofol-alfentanil-nitrous oxide and thiopentone-halothane-nitrous oxide anaesthesia in children undergoing otolaryngological surgery. Acta Anaesthesiol Scand 37: 737–741

Hiller A, Klemola UM, Saarnivaara L (1993) Tracheal intubation after induction of anaesthasia with propofol, alfentanil and lidocaine without neuromuscular blocking drugs in children. Acta Anaesthesiol Scand 37: 725–729

Hoffmann P, Gothe G (1988) Intravenöse Kombinations-Anästhesie mit Alfentanil bei Säuglingen. Anästhesist 37: 684–689

Hug CC, Chaffman M (1984) Alfentanil: Pharmacology and uses in anaesthesia. Adis, Auckland

Jaffe TB, Ramsey FM (1983) Attenuation of fentanyl-induced truncal rigidity. Anesthesiology 58: 562–584

Janik R, Dick W (1988) Der Einfluß von Atropin, Fentanyl und Alfentanil auf kardiozirkulatorische Parameter und Thoraxrigidität in der Einleitungsphase einer Intubationsnarkose. Anästh Intensivther Notfallmed 23: 260–264

Jorgensen NH, Coyle JP (1990) Intravenous droperidol decreases nausea and vomiting after alfentanil anesthesia without increasing recovery time. J Clin Anesth 2: 312–316

Kapila A, Lang E, Glass P, Sebel P et al. (1994) MAC Reduction of Isoflurane by Remifentanil. Anesthesiology 81: A378

Kharasch ED, Mautz D, Bowdle TA (1994) Variability in alfentanil-pharmacokinetics: The essential role of cytochrome P 4503 A. Anesthesiology 81: A381

Knoche E, Dick W (1985) Kurznarkosen in der Gynäkologie. In: Zindler M, Hartung E (Hrsg) Alfentanil – ein neues ultrakurzwirkendes Opioid. Urban & Schwarzenberg, München

Kuschinsky K, Hornykiewicz O (1972) Morphine katalepsy in the rat: relation to striatal dopamine metabolism. Eur J Phamacol 19: 119

LeDez KM, Swartz J, Strong A, Burrows FA, Lerman J (1986) The effects of age on the serum concentration of a-1-acidglycoprotein in newborns, infants and children. Anesthesiology 65: A421

Lehmann KA (1985) Pharmacokinetische Arzneimittelinteraktionen von Alfentanil mit Inhalationsnarkotika und einigen Substanzen der Neuroleptanalgesie. In: Zindler M, Hartung E (Hrsg) Alfentanil – ein neues ultrakurzwirkendes Opioid. Urban & Schwarzenberg, München

Levron JC, Fleisler B, Stephan P (1984) Pharmacokinetics of alfentanil in children aged 5 to 8 years. Unpublished data, on file. Janssen Pharmaceutica 1983 (zit. nach Hug u. Chaffman 1984)

Marlow N, Windling AM, Peer A van, Heykants J (1990) Alfentanil pharmacokinetics in preterm infants. Arch Dis Child 65: 349–351

Meuldermans W, Hurkmans RMA, Heykants JJP (1982) Plasma protein binding and distribution of fentanyl, sufentanil, alfentanil and lofentanil in blood. Archives Internationales de Parmacodynamie et de Therapie 25: 4–19

Morton J, Hardman HD, Kamiyama Y, Donn KH, Glass PSA (1991) Analgesic efficacy of single escalating doses of Gl 87084B administered intravenously to healthy adult male volunteers. Anesthesiology 75: A378

Moyer JR (1987) Alfenta (alfentanil-HCL) injection: pharmacological and clinical profile. Anesthesiology 66: 17–23

Mulroy JJ, Davis PJ, Rymer DB et al. (1991) Safety and efficacy of alfentanil and halothane in pediatric surgical patients. Can J Anaesth 38: 445–449

Nauta J, Lange S de, Koopman D, Spierdijk J, Kleef J van, Stanley TH (1982) Anesthetic induction with Alfentanil, a short acting narcotic analgesic. Anesth Analg 61: 267–272

Ngai SH (1961) The effects of morphine and mepeddine on the central respiratory mechanisms in the cat: the action of levallorphane in antagonizing these effects. J Pharmacol Exp Ther 131: 91–102

Reinhold P, Vigfusson G (1990) Zur Alfentanil-Kombinationsanästhesie im Säuglingsalter. Anästh Intensivther Notfallmed 25: 135–139

Roth B, Houben F, Hartwig S, Theisohn M, Schlünderc (1991) Erfahrungen zur Analgesie und Sedierung in der pädiatrischen Intensivmedizin. In: Hentschel WF (Hrsg) 1. Europäisches Analgesieforum – Die Analgesie im Mittelpunkt der Anästhesie. Urban & Schwarzenberg, München, S 247–253

Roure P, Jean N, Leclerc AC et al. (1987) Pharmacokinetics of alfentanil in children undergoing surgery. Br J Anaesth 59: 1437–1440

Rucquoi M, Camu F (1983) Cardiovascular responses of large doses of alfentanil and fentanyl. Br J Anaesth 55: 223–230

Scamman FL (1983) Fentanyl O_2-N_2O rigidity and pulmonary compliance. Anesth Analg 62: 332

Schenk HD (1993) Alfentanil – Portrait eines Opioids zur Anästhesie. Urban & Schwarzenberg, München

Schüttler J, Stoeckel H (1993) Neue Opioide für die Anästhesie – Brauchen wir sie? Anästhesiol Intensivmed Notfallmed Schmerzther 28: 197–198

Scuderi P, Wetchler B, Sung YF (1993) Treatment of postoperative nausea and vomiting after outpatient surgery with the 5-HT3 antagonist ondansetron. Anesthesiology 78: 15–20

Spear RM, Rodarte A, Waldman JY, Flynn MA (1994) Propofol/Alfentanil for rapid intravenous Induction and tracheal Intubation without muscle relaxant in children. Anesthesiology 81: A1327

Steyn MP, Quinn AM, Gillespie JA et al. (1994) Tracheal intubation without neuromuscular block in children. Br J Anaesth 72: 403–406

Van Peer A, Levron JC, Noorduin H, Heykants J (1984) Overview of the clinical pharmakokinetics of alfentanil. Acta Anaesthesiol Belg 35: 261–263

Westmoreland C, Hoke JF, Sebel PS, Hug CC, Muir KT (1993) Pharmacokinetics of Remifentanil (G1 87084B) and its metabolite. Anesthesiology 79: A372

Diskussion
zu Beitrag Reinhold u. Schneider

■ **Frage:** Werden Kinder durch das rasche Abklingen der kurzwirksamen Opioide nicht unmittelbar nach der Narkose mit der maximalen Schmerzstärke des Eingriffs konfrontiert? Würde dies den Vorteil des raschen Aufwachens nicht aufheben?

■ **Antwort:** Die postoperative Analgesie muß rechtzeitig geplant und eingeleitet werden. Möglich sind z. B. eine intraoperative „On-top-Gabe" von Piritramid oder eine Weiterführung der Remifentanilgabe im Aufwachraum. Man kann aber auch am Nozizeptor wirksame, periphere Analgetika zum Eingriffsbeginn oder rechtzeitig vor Operationsende geben.

■ **Kommentar:** Der Übergang zur postoperativen Analgesie läßt sich durch den Einsatz von Regionalanästhesieverfahren erleichtern (Kaudalanästhesie/PDK/Nervenblockaden).

■ **Frage:** Ist ein Einsatz von Alfentanil und Remifentanil im frühen Säuglingsalter möglich in Anbetracht der geringen Zahl und Differenzierung der Rezeptoren? Tritt mit den neuen Medikamenten die Atemdepression evtl. früher ein als bei Morphin?

■ **Antwort:** Analgesie und Atemdepression sind zwangsläufig verknüpft und treten zeitgleich auf. Unterschiede der verschiedenen Opioide sind nicht bekannt. Ein Einsatz der neueren Opioide ist auch im Säuglingsalter möglich, man muß aber immer geeignete Überwachungsmaßnahmen vorsehen. Die Wahl des richtigen Medikaments und die geeignete Dosis richten sich nach Art und Umfang des Eingriffs.

■ **Kommentar:** In einer Studie (Anand et al. 1992: N Engl J Med 326: 1–9) wurde Sufentanil als Monoanästhetikum in der Kardiochirurgie bei Neonaten mit einer Halothan-Morphin-Technik verglichen. Man fand eine signifikant niedrigere perioperative Morbidiät unter Sufentanil. Das belegt die Bedeutung einer suffizienten Analgesie auch bei Neonaten, wobei die Wahl der Substanz vermutlich eine untergeordnete Rolle spielt.

■ **Frage:** Wissen wir genug über eine Differentialindikation bei Kindern? Ist nicht die Datenbasis zu klein für eine rationale Entscheidung?

■ **Antwort:** Vorteile von Alfentanil und besonders Remifentanil liegen in der besseren Steuerbarkeit. Dieser Vorteil relativiert sich allerdings bei Nachbeatmung. Die vorliegenden Daten stammen aus der Chirurgie des Herzens oder großer thorakoabdomineller Fehlbildungen (Enterothorax, Gastroschisis). Dabei werden die Nebenwirkungen großer Dosen durch Nachbeatmung aufgefangen. Bei einem kurzen Standardeingriff lassen sich heute noch keine konkreten Angaben machen, wie lange eine beobachtungspflichtige Nachwirkung besteht. Repetitionsdosen von Alfentanil führen z. B. zu längeren Nachwirkungszeiten als von Fentanyl (höhere kontextsensitive Halbwertszeit). Remifentanil klingt in der Tat auch bei hohen Dosen so rasch ab, daß man das Wirkungsende fast wie mit einem Schalter steuern kann. Der Übergang von intra- auf postoperative Analgesie wird derzeit intensiv erforscht. Ein fertiges Konzept liegt nicht vor. Wichtig erscheint die Abstellung des postoperativen Schmerztherapiekonzepts auf die spezielle Kinetik von Remifentanil.

■ **Kommentar:** Bei postoperativer Remifentanilgabe sind beatmungspflichtige Thoraxrigiditäten beschrieben (europäische Multicenterstudie, noch nicht publiziert), die diesen Einsatz sehr in Frage stellen. Auch können versehentliche Bolusgaben (mechanische Probleme) zu schweren Zwischenfällen führen. Remifentanil kann daher zur PCA oder einer anderen postoperativen Dauerapplikation außerhalb der Intensivtherapie nicht empfohlen werden. Die rasche Pharmakokinetik erfordert zudem eine häufige Anpassung an die aktuelle Schmerzstärke. Dies kann man aber auch als Vorteil sehen.

■ **Frage:** Opioide und Vecuronium führen kombiniert manchmal zur Bradykardie. Kann man diese Wirkung durch zeitlich versetzte Gabe verhindern? Oder hilft eine Prämedikation mit Atropin, evtl. auch gegen die Thoraxrigidität?

■ **Antwort:** Die Bradykardie läßt sich durch Atropin prophylaktisch, aber auch therapeutisch auffangen. Ein Intervall von einer Kreislaufzeit kann das Zusammenwirken ebenfalls vermindern. Bezüglich der Rigidität haben Anticholinergika keine wesentliche Besserung gebracht. Da Atropin nicht in den Liquor penetriert und die Rigidität über Opiatrezeptoren im Corpus striatum vermittelt wird, ist eine wesentlicher Effekt auch nicht zu erwarten. Eine Präkurarisierung kann die Rigidität verhindern.

■ **Frage:** Bradykardie bei Einleitung wird auch nach Sufentanyl alleine beobachtet. Könnte sie nicht Ausdruck der reduzierten sympathischen Aktivität sein und nicht mit Vecuronium zusammenhängen? Bei Einsatz von Pancuronium wird dies durch die vagolytische Wirkung kupiert.

■ **Antwort:** Das ist vermutlich die Hauptursache.

■ **Frage** Ist Remifentanil „on top" bei entgleisender balanzierter Anästhesie geeignet?

■ **Antwort:** Der Effekt eines Remifentanilbolus hält nur 2–3 min an, was oft nicht ausreicht. Die beispielhafte hämodynamische Stabilität unter Remifentanil während der Narkose läßt diesen Einsatz aber durchaus möglich erscheinen. Eventuell ist Alfentanil besser geeignet wegen seiner etwas längeren Wirkungsdauer.

α_2-Agonisten in der Kinderanästhesie?

M.-N. Schreiber, M. G. Rockemann

Pharmakologie

Die Stimulation des sympathischen Nervensystems beruht auf einer Interaktion an Adrenozeptoren in der Zellmembran von Effektorzellen. Die Adrenozeptoren lassen sich nach ihrer unterschiedlichen Empfindlichkeit auf Adrenalin, Noradrenalin sowie Isoprenalin in α- und β-Rezeptoren unterscheiden (Ahlquist 1948). α-Adrenozeptoren können entsprechend ihrer Affinität zu α-Antagonisten weiter in α_1- bzw. α_2-Rezeptoren unterteilt werden:

α_1-selektiv:
- Phenylephrin,
- Methoxamin,
- Ciralozin,
- Amidephrin,
- Adrenalin,
- Noradrenalin.

Partielle Agonisten:
- Clonidin,
- Guanfacin,
- Guanabenz.

α_2-selektiv:
- Azepexol,
- Mivazerol,
- Dexmedetomidin,
- Medetomidin.

Clonidin, Guanfacin und Guanabenz werden wegen ihrer geringen α_1-Wirkung als partielle Agonisten eingestuft; Prazosin, Doxazosin und Terazosin sind α_1-selektiv, Yohimbin, Idazoxan und Rauwolscin sind α_2-selektiv. Phentolamin, Piperoxan und Phenoxybenzamin binden ähnlich gut an α_1- und an α_2-Rezeptoren. α_2-Rezeptoren lassen sich mittels Ligandenbindungsstudien in 3 Subtypen (α_{2A}–α_{2C}) unterscheiden (Bylund 1988).

Die zelluläre Antwort einer α-adrenergen Stimulation wird durch die Interaktion von Rezeptorprotein, trimerem guanylnukleotidbindenem Protein (G_i-Protein) und Effektormechanismen determiniert. Als Effektormechanismen sind bekannt (Lefkowitz 1991):

1. Intrazelluläre Alkalisierung mittels gesteigertem Na^+/H^+-Austausch.
2. Modulation der Phospholipase-C-Aktivität.
3. Verschluß von Kalziumkanälen führt zu einer Verminderung der intrazellulären Kalziumkonzentration.
4. Hemmung der Adenylatcyclase führt zu einer Verminderung der cAMP und damit zu einer verminderten Enzymaktivierung.
5. Hyperpolarisation der Zellmembran durch Öffnung von Kaliumkanälen.

Die physiologischen Effekte einer α_2-Stimulation sind vielfältig (Maze u. Tranquilli 1991; Palm u. Quiring 1990):

Zentrale α_2-Rezeptoren
– Analgesie
– Sedierung
– Anxiolyse
– Senkung des Sympathikotonus
– Steigerung des Vagotonus

Periphere, präsynaptische α_2-Rezeptoren
– Hemmung der Noradrenalinfreisetzung
– Hemmung der Acetylcholinfreisetzung

Periphere, postsynaptische α_2-Rezeptoren
– Vasokonstriktion
– Hemmung der Darmmotilität
– Hemmung der Insulinsekretion
– Steigerung der glomerulären Filtrationsrate
– Steigerung der Thrombozytenaggregation

In der klinischen Forschung in Anästhesie und Intensivmedizin wird heute hauptsächlich der α_2-Agonist Clonidin eingesetzt, auch wenn der Einsatz von spezifischeren α_2-Agonisten (z. B. Dexmedetomidin) vielversprechender sein dürfte. Clonidin bindet am α_2-Rezeptor 200mal stärker als am α_1-Rezeptor. Nach oraler Einnahme wird es schnell und fast vollständig resorbiert (ca. 95%). Der

Spitzenplasmaspiegel wird nach 60–90 min erreicht. Die Plasmahalbwertszeit beträgt ca. 12 h und ca. 60% der Substanz werden unverändert über die Niere ausgeschieden, 40% werden in der Leber zu inaktiven Metaboliten umgebaut. Clonidin ist ein Imidazolin. Eine hohe Lipidlöslichkeit sowie eine schwache Plasmaeiweißbindung (20%) ermöglichen eine schnelle Überwindung der Blut-Hirn-Schranke.

Der Einsatz von Clonidin (Catapresan) als partiellem α_2-Agonisten in der Anästhesie und Intensivmedizin kann mit völlig unterschiedlicher Zielsetzung geschehen:

- Sedierung,
- Senkung des Narkotikaverbrauchs,
- Senkung des Sympathikotonus,
- „Verbesserung" eines regionalen Analgesieverfahrens,
- Senkung des Blutdrucks,
- Delierbehandlung,
- Erleichterung eines Opiatentzugs.

Die aufgezeigten Anwendungsgebiete sind teilweise seit mehr als 10 Jahren Gegenstand klinischer Forschung. Die klinischen Untersuchungen beschäftigen sich fast ausschließlich mit dem Einsatz von α_2-Agonisten im Erwachsenenalter. In der Kinderanästhesie beschränken sich die systematischen Untersuchungen zum Einsatz von Clonidin auf den Bereich der Prämedikation sowie die kaudale Applikation.

Präoperative Gabe von α_2-Agonisten (Clonidin)

Aus tierexperimentellen Arbeiten ist seit langem bekannt, daß die Gabe von α_2-Agonisten zu einer Reduktion der MAC von Inhalationsanästhetika führen. Die Modulation der zentralen noradrenergen Neurotransmission sowie die Stimulation postsynaptischer α_2-Rezeptoren scheinen die Hauptmechanismen zu sein. (Maze et al. 1987 und Segal et al. 1988). Klinische Untersuchungen – an unterschiedlichen, zumeist aber kleinen Gruppen Erwachsener – zeigen einen verminderten Bedarf an volatilen Anästhetika, einen reduzierten Verbrauch an Opiaten sowie eine niedrigere Dosis an Induktionshypnotika, wenn präoperativ bzw. vor Narkoseeinleitung Clonidin gegeben wurde (Engelman et al. 1989; Flacke et al. 1987; Ghignone et al. 1986, 1988; Leslie et al. 1992; Orko et al. 1987).

Werden Kinder (Alter 4–12 Jahre) mit 0,4 mg Diazepam/kg KG, 2 oder 4 µg Clonidin/kg KG oral prämediziert, so sind die Kinder der letztgenannten Gruppe tiefer sediert und besser von den Eltern zu trennen als Kinder der beiden anderen Gruppen. Nach Intubation war der Herzfrequenz- bzw. Blutdruckanstieg bei den mit 4 µg Clonidin/kg KG prämedizierten Kindern signifikant niedriger als in den beiden anderen Gruppen (Mikawa et al. 1993). Als Ursache dafür finden sich deutlich niedrigere Plasmakatecholaminspiegel nach Intubation (Mikawa et al. 1995). Beide Untersuchungen beschreiben selbst bei einer Prämedikation mit 4 µg Clonidin/kg KG keine Nebenwirkungen. Die Autoren geben keine Auskunft über die Aufwachphase der Kinder.

Nishina et al. (1994) konnten in einer placebokontrollierten Untersuchung an Kindern im Alter von 7–11 Jahren zeigen, daß die Dosis Thiamylal, die zum Erlöschen des Lidreflexes benötigt wird, durch die Prämedikation mit Clonidin deutlich gesenkt werden kann. Die notwendigen Dosierungen betrugen für Placebo 5,4 mg/kg KG, 4,5 mg/kg KG bei 2 µg Clonidin/kg KG sowie 3,4 mg/kg KG bei einer Prämedikation mit 4 µg Clonidin/kg KG. Zwischen den Gruppen ergaben sich keine Unterschiede hinsichtlich Blutdruck- bzw. Herzfrequenzverlauf. Die Studie enthält keine Angaben über das Aufwachverhalten der Kinder. Die Reduktion der Induktionsdosis dürfte auch auf Thiopental zu übertragen sein, da die Induktionspotenz von Thiamylal und Thiopental nahezu identisch sind. Die Autoren der Arbeit weisen darauf hin, daß die notwendige Einleitungsdosis bei Bolusapplikation geringer sein dürften bzw. bei Bolusgabe der oben genannten Mengen u. U. mit einem anderen hämodynamischen Verhalten gerechnet werden muß.

Der Halothanbedarf bei Eingriffen am Auge sowie inguinalen Operationen ist bei Kindern (Alter 5–11 Jahre) nach einer Prämedikation mit 4 µg Clonidin/kg KG um ca. 50% niedriger als bei unprämedizierten oder mit 2 µg Clonidin/kg KG prämedizierten Kindern (Nishina et al. 1996). Kinder mit der höheren Clonidindosierung zeigen in dieser Untersuchung ein ausgeglicheneres hämodynamisches Profil, d. h. einen geringeren Herzfrequenz- und Blutdruckanstieg während Intubation sowie eine geringere Fluktuation von Blutdruck und Herzfrequenz während der gesamten perioperativen Phase. Bradykardie und die Verlängerung der AV-Überleitung sind potentielle Nebenwirkungen der Clonidinapplikation. Bei Kindern konnten schwere Bradykardien als eine der Nebenwirkungen einer Clonidinüberdosierung mit wiederholten Atropingaben ausreichend behandelt werden. Nishina et al. konnten in einer prospektiven Untersuchung zeigen, daß bei „wachen" Kindern (8–13 Jahre), die mit Placebo oder 2 µg Clonidin/kg KG prämediziert wurden, die Herzfrequenz nach der kumulativen Gabe von 20–30 µg Atropin/kg KG um 20 Schläge/min anstieg. Dieser Herzfrequenzanstieg wurde bei Kindern, die mit 4 µg Clonidin/kg KG prämediziert waren, trotz einer kumulativen Atropinmenge von 40 µg/kg KG nicht in allen Fällen erreicht. In dieser Gruppe stieg die Herzfrequenz, bezogen auf den Ausgangswert, im Unterschied zu den beiden anderen Gruppen (Placebo und 2 µg Clonidin/kg KG) nach der kumulativen Gabe von 10 µg Atropin/kg KG nicht signifikant an.

Im Widerspruch zu tierexperimentellen und teilweise klinischen Untersuchungen berichten Mikawa et al (1995) von einer deutlich gesenkten Inzidenz an Übelkeit und Erbrechen bei Kindern nach Schieloperationen, die mit 4 µg Clonidin/kg KG prämediziert waren.

Der Bedarf an Schmerzmitteln in der postoperativen Phase scheint, nach einer Prämedikation mit 4 µg Clonidin/kg KG, im Unterschied zu einer Placebo bzw. 2-µg/kg KG-Clonidingruppe deutlich geringer zu sein. In dieser von Mikawa et al. (1996) durchgeführten Untersuchung werden vor Narkoseeinleitung in der 4-µg/kg KG-Clonidingruppe deutlich höhere Sedierungsscores gefunden als in den beiden anderen Gruppen. Am Ende der Narkose unterscheiden sich die Patienten der unterschiedlichen Behandlungsgruppen hinsichtlich des Recoveryscores nach Aldrete nicht.

Bei Kindern führt die Prämedikation mit Clonidin (4 µg/kg KG) zu einer Verminderung der Dosis des Einschlafhypnotikums, zu einer Senkung der MAC von volatilen Anästhetika, zu einer deutlichen Sedierung, zu einer Reduktion des Bedarfs an postoperativen Analgetika sowie möglicherweise zu einer Verringerung der Inzidenz von Übelkeit und Erbrechen. Um eine Antwort auf die Frage nach der klinischen Relevanz einer Prämedikation mit Clonidin im Kindesalter zu finden bedarf es sicher einiger weiterer gut kontrollierter Arbeiten. Für uns bisher ungeklärt scheinen insbesondere Fragen nach dem Aufwachverhalten – v. a. unter Berücksichtigung der zunehmenden ambulanten Versorgung –, möglicher Kompromittierung der Atmung sowie Herz-Kreislauf-Beeinträchtigung zu sein. Die bis heute vorliegenden Untersuchungen zur Anwendung von Clonidin zur Prämedikation im Kindesalter, die aus anästhesiologischer Feder stammen, stimmen beinahe zu euphorisch!

α_2-Agonisten (Clonidin) zur rückenmarknahen Leitungsanästhesie

Pharmakokinetik und Dynamik nach epiduraler Applikation

Nach epiduraler Gabe von Clonidin werden nach ca. 30–60 min die maximalen Clonidinkonzentrationen sowohl im Plasma als auch im Liquor erreicht. Der maximale Plasmaspiegel liegt nach der Applikation von 2–3 µg Clonidin/kg KG bei ungefähr 1 ng/ml. Die maximal erreichten Liquorspiegel liegen bei ca. 200 ng/ml und damit ungefähr um den Faktor 200 höher als die Plasmaspiegel. Die Eliminationshalbwertszeiten liegen im Plasma bei ca. 12 h und im Liquor bei 60–80 min (Eisenach et al. 1993; Bonnet et al. 1990; Glynn et al. 1992; Ghord et al. 1986).

Die hohe Lipidlöslichkeit von Clonidin verursacht eine segmentale Wirkung, so daß die Applikation dieser Substanz idealerweise im Bereich der vom Eingriff betroffenen Dermatome erfolgen sollte (Waterman 1989).

Direkte neurotoxische Effekte und eine Verminderung der spinalen Blutversorgung, die nicht durch eine Veränderung der Makrozirkulation verursacht waren, konnten im Tierversuch ausgeschlossen werden (Crosby et al. 1990; Eisenach et al. 1987, 1988; Gordh et al. 1986).

Im menschlichen Rückenmark werden hauptsächlich α_{2A}-Rezeptoren nachgewiesen, die im Vorder- und Hinterhornbereich bzw. im Seitenhornbereich im thorakalen Rückenmark lokalisiert sind. Physiologischer Agonist an den Rezeptoren ist Noradrenalin.

Klinische Anwendung

Die epidurale Anwendung von Clonidin ist beim Erwachsenen ausgiebig untersucht worden (Eisenach et al. 1996). Eine Verlängerung der postoperativen Analgesie verglichen mit Lokalanästhetika ohne Zusätze, eine Einsparung von volatilen Anästhetika und/ oder eine Reduktion der intraoperativ benötigten Opiatmengen sind die wesentlichen Ergebnisse. Die in den Untersuchungen angewandten Dosierungen liegen zwischen 1–10 µg Clonidin/kg KG. Bei alleiniger Gabe von 1 µg Clonidin/kg KG tritt in einem orthopädischen Krankengut keine ausreichende Analgesie ein (Van Essen et al. 1991), eine Steigerung der Dosis auf >400 µg als Bolusgabe scheint beim Erwachsenen die Wirkdauer nicht mehr zu verlängern. Die Kombination von Clonidin mit Opiat und/oder Lokalanästhetikum führt bereits bei Clonidindosierungen <5 µg/kg KG zu einer signifikanten Verbesserung der Analgesie sowie zu einer Verlängerung der Analgesiedauer nach Bolusapplikation. Die Kombination von Clonidin mit Opiat bzw. Lokalanästhetikum erlaubt eine Dosisminderung der eingesetzten Pharmaka.

Die Kombination von Clonidin in einer Dosierung von 1–2 µg/kg KG mit Bupivacain 0,25% führt bei der Kaudalanästhesie zu einer signifikanten Wirkdauerverlängerung des kaudalen Blocks. Hämodynamische Veränderungen im Vergleich zu den jeweiligen Kontrollgruppen werden nicht beobachtet.

Bei einem orthopädischen Patientenkollektiv berichten Lee et al. (1994) von einer mittleren Analgesiedauer von 9,8 h in der Clonidingruppe (1 ml Bupivacain 0,25%/kg KG + 2 µg Clonidin/kg KG) gegenüber einer mittleren Analgesiedauer von 5,2 h in der Kontrollgruppe (1 ml Bupivacain 0,25%/kg KG).

Jamali et al. (1994) geben für allgemeinchirurgische/urologische Patienten in der Clonidingruppe (1 ml Bupivacain 0,25%/kg KG + 1 µg Clonidin/kg KG) eine mittlere Analgesiedauer von 16,5 h an. Der Unterschied zwischen beiden Untersuchungen besteht einerseits im untersuchten Patientenkollektiv und andererseits an einem unterschiedlichen Analgesiequalitätsmaßstab. Lee et al. gebrauchten die von Broadman und Hannallah beschriebene OPS-Skala, wohingegen Jamali et al. die FACES-Skala benutzten.

Cook et al. (1995) untersuchten Jungen (einseitige Orchidopexie), die im Gegensatz zu den bereits erwähnten Studien nicht prämediziert waren, und beschreiben eine mediane Analgesiedauer von 5,8 h. In dieser Untersuchung entschieden die Eltern anhand der OPS-Skala über den Zeitpunkt der Gabe eines Analgetikums.

In einer bisher lediglich als Zusammenfassung vorliegenden Studie berichten Strobbe et al. (1997), daß die zusätzliche Applikation von 1 µg Clonidin/kg KG zu 0,5 ml Bupivacain 0,25%/kg KG im Vergleich zu einer Kontrollgruppe (0,5 ml Bupivacain 0,25%/kg KG) keinerlei Effekt auf die Analgesiedauer hatte.

Die Kombination von Clonidin – bereits ab einer Dosierung von 1 µg/kg KG – mit Bupivacain zur Kaudalanästhesie führt auch im Kindesalter zu einer Verlängerung der Analgesiedauer (vgl. Tabelle 1). Dies führt dazu, daß in der frühen postoperativen Phase häufig keine weiteren Analgetikagaben erforderlich sind. Andererseits brauchen Kinder selbst nach einer Kaudalanästhesie unter

Tabelle 1. Literaturübersicht zur epiduralen Anwendung von Clonidin im Kindesalter

Autoren	Alter [Jahre]	n	Epidurale Medikamente	Dosierung	Analgesiedauer [h]	Prämedikation
Cook et al. 1995	1–10	20	Bupivacain 0,25% + Adrenalin	2,5 mg/kg KG + 5 µg/kg KG	3,2 (Median)	Keine
		20	Bupivacain 0,25% + Clonidin	2,5 mg/kg KG + 2 µg/kg KG	5,8 (Median)	
		20	Bupivacain 0,25% + Ketamin	2,5 mg/kg KG + 0,5 mg/kg KG	12,5 (Median)	
Jamali et al. 1994	1–7	15	Bupivacain 0,25%	2,5 mg/kg KG	7,7±7,3 [a]	Ja
		15	Bupivacain 0,25% + Adrenalin	2,5 mg/kg KG + 5 µg/kg KG	6,3±5,7 [a]	
		15	Bupivacain 0,25% + Clonidin	2,5 mg/kg KG + 1 µg/kg KG	16,5±9,6 [a]	
Lee u. Rubin 199 4	1–10	23	Bupivacain 0,25%	2,5 mg/kg KG	5,2 ± 1,2 [a]	Ja mit Opiat
		23	Bupivacain 0,25% + Clonidin	2,5 mg/kg KG + 2 µg/kg KG	9,8 ± 2,1 [a]	

[a] Zeitangaben als Mittelwert ± Standardabweichung.

Verwendung von Clonidin mit einem Lokalanästhetikum bei mittleren bis größeren operativen Eingriffen an der unteren Extremität bzw. im urogenitalen Bereich in jedem Fall eine zusätzliche postoperative Analgesie. Die bis heute nahezu nebenwirkunsfreie Applikation von sakralem Clonidin im Kindesalter läßt erwarten, daß ein noch genauer zu beschreibender Teil der pädiatrischen Patienten von diesem Verfahren profitieren wird.

Literatur

Ahlquist RP (1948) A study of the adrenotropic receptors. Am J Physiol 153: 557

Bonnet F, Boico O, Rostaing S, Loriferne JF, Saada M (1990) Clonidine-induced analgesia in postoperative patients: epidural vs. intramuscular administration. Anesthesiology 72: 423

Bylund DB (1988) Subtypes of alpha-2 adrenoceptors: pharmacological and molecular biological evidence converge. Trends Pharmacol Sci 9: 356

Cook B, Grubb DJ, Aldridge LA, Doyle E (1995) Comparison of the effects of adrenaline, clonidine and ketamine on the duration of caudal analgesia produced by bupivacaine in children. Br J Anaesth 75: 698

Crosby G, Russo MA, Szabo MD, Davies KR (1990) Subarachnoid clonidine reduces spinal cord blood flow and glucose utilization in conscious rats. Anesthesiology 73: 1179

Eisenach JC, Dewan DM, Rose JC, Angeto JM (1987) Epidural clonidine produces antinociception, but not hypotension, in sheep. Anesthesiology 66: 496

Eisenach JC, Grice SC (1988) Epidural clonidine does not decrease blood pressure or spinal cord blood flow in awake sheep. Anesthesiology 68: 335

Eisenach JC, Detweiler D, Hood D (1993) Hemodynamic and analgesic actions of epidurally administered clonidine. Anesthesiology 78: 277

Eisenach JC, De Kock M, Klimscha W (1996) a_2-adrenergic agonists for regional anesthesia – A clinical review of clonidine (1984–1995). Anesthesiology 85: 655

Engelman E, Lipszyc M, Gilbart E et al. (1989) Effects of clonidine on anesthetic requirements and hemodynamic response during aortic surgery. Anesthesiology 71: 178

Flacke JW, Bloor BC, Flacke WE et al. (1987) Reduced narcotic requirement by clonidine with improved hemodynamic and adrenergic stability in patients undergoing coronary bypass surgery. Anesthesiology 67: 11

Ghignone M, Quintin L, Duke PC, Kehler CH, Calvillo O (1986) Effects of clonidine on narcotic requirements and hemodynamic response during induction of fentanyl anesthesia and endotracheal intubation. Anesthesiology 64: 36

Ghignone M, Noe C, Calvillo O, Quintin L (1988) Anesthesia for ophthalmic surgery in the elderly: The effects of clonidine on intraocular pressure, perioperative hemodynamics, and anesthetic requirements. Anesthesiology 68: 707

Glynn CJ, Jamous MA, Teddy PJ (1992) Cerebrospinal fluid kinetics of epidural clonidin in man. Pain 49: 361

Gordh, T jr (1988) Epidural clonidine for treatment of postoperative pain after thoracotomy. A double-blind placebo-controlled study. Acta Anaesthesiol Scand 32: 702

Gordh T Jr, Post C, Olsson Y (1986) Evaluation of the toxicity of subarachnoid clonidine, guanfacine, and a substance P-agonist on rat spinal cord and nerve roots: Light and electron microscopic observations after chronic intrathecal administration. Anesth Analg 65: 1303

Jamali S, Monin S, Begon C, Dubousset AM, Ecoffey C (1994) Clonidine in pediatric caudal anesthesia. Anesth Analg 78: 663

Lee JJ, Rubin AP (1994) Comparison of a bupivacaine-clonidine mixture with plain bupivacaine for caudal analgesia in children. Br J Anaesth 72: 258

Lefkowitz RJ, Hoffmann BB, Taylor P (1991) Neurohumeral transmission: The autonomic and somatic motor nervous system. In: Goodman Gilman A, Rall TW, Nies AS, Taylor P (eds) The pharmacological basis of therapeutics, 8th edn. Pergamon Press, p 84

Leslie K, Mooney PH, Silbert BS (1992) Effect of intravenous clonidine on the dose of thiopental required to induce anesthesia. Anesth Analg 75: 530

Maze M, Tranquilli W (1991) Alpha-2 adrenoceptor agonists: Defining the role in clinical anesthesia. Anesthesiology 74: 581

Maze M, Birch B, Vickery RG (1987) Clonidine reduces halothane MAC in rats. Anesthesiology 67: 868

Mikawa K, Maekawa N, Nishina K et al. (1993) Efficacy of oral clonidine premedication in children. Anesthesiology 79: 926

Mikawa K, Nishina K, Maekawa K, Asano M, Obara H (1995) Oral clonidine premedication reduces vomiting in children after strabismus surgery. Can J Anaesth 42: 977

Mikawa K, Nishina K, Maekawa N, Takao Y, Asano M, Obara H (1995) Attenuation of the catecholamine response to tracheal intubation with oral clonidine in children. Can J Anaesth 42: 869

Mikawa K, Nishina K, Maekawa K, Obara H (1996) oral clonidine premedication reduces postoperative pain in children. Anesth Analg 82: 225

Naguib M, El Gammal, M, Elhattab YS, Seraj M (1995) Midazolam for caudal analgesia in children: comparison with caudal bupivacaine. Can J Anaesth 42: 758

Nishina K, Mikawa K, Maekawa N, Takao Y, Obara H (1994) Clonidine decreases the dose of thiamylal required to induce anesthesia in children. Anesth Analg 79: 766

Nishina K, Mikawa K, Maekawa N, Obara H (1995) Oral clonidine premedication blunts the heart rate response to intravenous atropine in awake children. Anesthesiology 82: 1126

Nishina K, Mikawa K, Maekawa N, Obara H (1996) The efficacy of clonidine for reducing perioperative haemodynamic changes and volatile anaesthetic requirements in children. Acta Anaesthesiol Scand 40: 746

Orko R, Pouttu J, Ghignone M, Rosenberg PH (1987) Effect of clonidine on haemodynamic responses to endotracheal intubation and on gastric acidity. Acta Anaesthesiol Scand 31: 325

Palm D, Quiring K (1990) Pharmakologie des noradrenergen und adrenergen Systems. In: Forth W, Henschler D, Rummel W (Hrsg) Allgemeine und spezielle Pharmakologie und Toxikologie, 5. Aufl. Bibliographisches Institut, Mannheim, S 124

Rockemann MG, Seeling W, Georgieff M (1994) Stellenwert der Alpha-2-Agonisten in Anästhesie und Intensivmedizin. Anästh Intensivmed 35: 176

Segal IS, Vickery RG, Walton JK, Doze VA, Maze M (1988) Dexmedetomidine diminishes halothane anesthetic requirements in rats through a postsynaptic alpha-2 adrenergic receptor. Anesthesiology 69: 818

Strobbe J, De Mey JC, Poelaert J, Hoebeke P, Rolly G (1997) The addition of clonidine and/or sufentanil with caudal bupivacaine does not improve the postoperative analgesia in children. Br J Anaesth 78 (Suppl 1): A 341

Warner MA, Kunkel SE, Offord KO, Atchinson SR, Dawson B (1987) The effects of age, epinephrine, and operative site on duration of caudal analgesia in pediatric patients. Anesth Analg 66: 995

Van Essen EJ, Bovill JG, Ploeger EJ (1991) Extradural clonidine does not potentiate analgesia produced by extradural morphine after reniscectomy. Br J Anaesth 66: 237

Waterman A, Livingston A, Bouchenafa O (1989) Analgesic effects of intrathecally applied α_2-adrenoceptor agonists in conscious, unrestrained sheep. Neuropharmacology 27: 213

Diskussion
zu Beitrag Schreiber u. Rockemann

■ **Frage:** Liegen im versammelten Kreis Erfahrungen zur Anwendung von Clonidin bei Kindern vor?

■ **Antwort:** Bei größeren Eingriffen und epiduraler Anwendung in Kombination mit Lokalanästhesie wurde bei eigenen Patienten eine erhebliche Verlängerung und Verstärkung der Wirkung der Lokalanästhetika beobachtet. Dies ist jedoch in keinem Zentrum tägliche Routine. Die Konzentration der verwendeten Lokalanästhetika läßt sich durch die Clonidinzugabe reduzieren. Das reduziert motorische Blockaden und die Inzidenz von Harnretentionen.

■ **Frage:** Welche Konzentrationen von Lokalanästhetika wurden bei der Kombination eingesetzt?

■ **Antwort:** Meist 0,25% Bupivacain, Volumen 1 ml/kg KG.

■ **Frage:** Wie läßt sich die bei epiduraler Gabe beobachtete Sedierung erklären, wenn die Plasmaspiegel nur etwa 1% der Liquorspiegel betragen?

■ **Antwort:** Diese Plasmaspiegel reichen aus, um eine zentral vermittelte Sedierung und Blutdrucksenkung herbeizuführen. Der sedative Effekt beginnt schon bei einer Dosis von 2 µg/kg KG epidural.

■ **Frage:** Ist die Neurotoxizität von Clonidin untersucht?

■ **Antwort:** Keine andere epidural gegebene Substanz ist in dieser Hinsicht so gut untersucht. Clonidin gilt als nichtneurotoxisch.

■ **Frage:** Gibt es Erfahrungen zur intrathekalen Gabe?

■ **Antwort:** Nein.

■ **Frage:** Führt die Kombination von Sympathikolyse durch Lokalanästhetikum und Clonidin nicht zu einer Ausschaltung der nach großen Operationen wichtigen Kompensationsmechanismen hinsichtlich Blutdruck und Herzfrequenz?

■ **Antwort:** Dies ist bei vorbestehender, möglicherweise maskierter Hypovolämie bei Erwachsenen eine durchaus relevante Gefahr. Volumen und positive Chronotropie können hier helfen. Bei Kindern und sakraler Gabe wurde dies nicht beobachtet. Bei Gabe in höheren Segmenten sind diese Nebenwirkungen stärker ausgeprägt.

■ **Frage:** Kann ein genereller Einsatz schon heute empfohlen werden?

■ **Antwort:** Beim derzeitigen Stand der Untersuchungen sollte Clonidin nur in kontrollierten Studien zum Einsatz kommen. Gruppen, die von diesem Regime profitieren, müssen erst noch genauer identifiziert werden.

Teil 7:
Muskelrelaxanzien

Pharmakologie von Muskelrelaxanzien im Kindesalter

C. Diefenbach

Erste Berichte über die Anwendung von Muskelrelaxanzien bei Patienten im Kindesalter gehen in das Jahr 1943 zurück [5]. Die Narkoseführung wurde mit erheblich geringeren Gaskonzentrationen möglich, als dies ohne Muskelrelaxanzien der Fall gewesen wäre. Daher erfuhr die künstliche Muskelerschlaffung auch in der pädiatrischen Anästhesie eine rasche Verbreitung. Bis 1955 wurde der Gebrauch der damals verfügbaren Muskelrelaxanzien d-Tubocurarin, Gallamin und Succinylcholin auf alle Altersklassen bis hin zu Neugeborenen ausgeweitet.

Stead et al. leiteten 1955 die wissenschaftliche Ära der Curareanwendung in der pädiatrischen Anästhesie ein. Sie beobachteten, daß Neugeborene und Säuglinge im Vergleich zu Erwachsenen 2- bis 4fach höhere Infusionsraten von Succinylcholin benötigten, um eine Apnoe aufrechtzuerhalten. Dagegen erwiesen sich Neugeborene als erheblich empfindlicher gegenüber nichtdepolarisierenden Substanzen verglichen mit älteren Kindern oder Erwachsenen. So bewirkte eine Dosis von 80 µg/kg KG d-Tubocurarin, die bei Erwachsenen kaum einen Effekt auf die Atemmuskulatur hatte, bei 10–20 Tage alten Kindern eine ausgeprägte respiratorische Insuffizienz [24]. Da die Kombination aus Resistenz gegenüber Succinylcholin und erhöhter Sensibilität gegenüber nichtdepolarisierenden Muskelrelaxanzien bereits bei Patienten mit Mysthenia gravis beschrieben war, wurde der Begriff des myasthenieähnlichen Verhaltens von Neugeborenen geprägt.

Physiologie des Neugeborenen- und Säuglingsalters

Die Pharmakokinetik und -dynamik der Muskelrelaxanzien bei Kindern unterscheidet sich erheblich von derjenigen bei Erwach-

senen. Die Ursachen basieren auf altersabhängigen Unterschieden
der Verteilungsvolumina, der Metabolisierung und Elimination der
Muskelrelaxanzien. Des weiteren befinden sich die motorischen
Endplatten sowie die kontraktilen Elemente der Muskelzellen in
unterschiedlichen Reifungsstadien. Schließlich erfährt das Verhältnis von Körpergewicht zu Muskelmasse im Laufe der ersten Lebensjahre erhebliche Veränderungen.

Kompartimentierung des kindlichen Organismus

Ein wichtiger Aspekt hinsichtlich der Anwendung von Muskelrelaxanzien ist das im Vergleich zu Erwachsenen etwa 2fach größere
Extrazellulärvolumen von Neugeborenen und Säuglingen. Der Anteil der Muskulatur bezogen auf das Körpergewicht beträgt bei
Neugeborenen etwa 25% und vergrößert sich bis zum Erwachsenenalter auf 40%.

Atmungsphysiologie

Der elastisch-instabile Thorax des Kindes und sein hoher Atem-
wegswiderstand bedingen einen geringen Wirkungsgrad der
Atemmuskulatur. Die große Totraumventilation in Verbindung mit
einem hohem Sauerstoffverbrauch reduzieren zusätzlich die Reser-
ven und Kompensationsmöglichkeiten der kindlichen Atmung.
Das hohe alveoläre „closing volume" führt bereits bei geringer
Herabsetzung des Atemzugvolumens zu einer Atelektasenbildung.
Aus diesen Gründen imponieren Neugeborene als erheblich emp-
findlicher gegenüber Muskelrelaxanzien als Erwachsene, wenn
Parameter der Spontanatmung als Beurteilungskriterium für die
Relaxanswirkung herangezogen werden.

Physiologie der neuromuskulären Übertragung

Bei der Geburt ist das neuromuskuläre System noch unreif. Die
Nervenleitgeschwindigkeit nimmt während der embryonalen Entwicklung in dem Maß zu, wie die Myelinisierung der Axone erfolgt. Die cholinergenen Rezeptoren, die sich beim Erwachsenen
nur im Bereich der motorischen Endplatten befinden, sind auf der
gesamten Oberfläche der Muskelzelle in die Membran integriert.

Im Laufe einiger Wochen, nach Aufnahme einer geregelten neuralen Aktivität, sind die Rezeptoren nur noch im Endplattenbereich lokalisiert. Die endgültige Fältelung der subsynaptischen Membran erfolgt im Laufe der ersten 2 Lebensjahre.

Die Synthese und Bereitstellung von Azetylcholin in den Vesikeln der Nervenendigungen erfolgt beim Neugeborenen langsamer als beim Erwachsenen. Insgesamt ergibt sich eine Einschränkung der neuromuskulären Sicherheitsbreite, die auch mechano- und elektromyographisch nachweisbar ist.

Goudsouzian et al. zeigten an anästhesierten Neugeborenen und Säuglingen, daß bis zu einem Alter von etwa 2 Monaten bei der Train-of-four-Stimulation auch ohne Muskelrelaxans eine Ermüdung der Muskelkraft zu beobachten ist [13]. Die Train-of-four-Quotienten (Verhältnis T_4/T_1) lagen zwischen 90 und 98%. Während tetanischer Reizungen mit 20 und 50 Hz ermüdet der kindliche Muskel selbst ohne Muskelrelaxans schon nach wenigen Sekunden [4, 10]. Die Anstiegsgeschwindigkeit der Muskelkraft ist innerhalb der ersten Lebensmonate ebenfalls geringer als beim Erwachsenen [10]. Diese Befunde sind Folge der noch nicht ausgereiften Funktion der neuromuskulären Übertragung im frühen Lebensalter, wobei die langsamere Bereitstellung von Azetylcholin und die schnellere Erschöpfung der Azetylcholinspeicher als Hauptursachen angesehen werden.

Succinylcholin

Bezogen auf das Körpergewicht benötigen Säuglinge zur Blockade der neuromuskulären Übertragung eine relativ hohe Dosis Succinylcholin. Cook u. Fisher [3] zeigten, daß 1,0 mg/kg KG Succinylcholin bei Säuglingen denselben neuromuskulär blockierenden Effekt entfalten wie 0,5 mg/kg KG bei 6–8 Jahre alten Kindern. Meakin et al. [18] ermittelten für Säuglinge eine ED_{90} von 0,5–0,6 mg/kg KG Succinylcholin im Vergleich zu 0,2–0,3 mg/kg KG bei Erwachsenen. Die Umrechnung dieser Daten auf die Körperoberfläche zeigt, daß die beobachtete Succinylcholinresistenz eine Folge des hohen Extrazellulärvolumens ist. Die Autoren empfehlen für Säuglinge eine Succinylcholindosis von 3 mg/kg KG und für ältere Kinder eine Dosis von 2 mg/kg KG. In einer weiteren Arbeit weisen die gleichen Autoren darauf hin, daß die mitunter beschriebenen myotonen Effekte von Succinylcholin (z. B. Masseterspasmus) in einer Vielzahl der Fälle auf eine Unterdosierung und mangelnde Muskelrelaxation zurückzuführen sein könnten [19].

Nichtdepolarisierende Muskelrelaxanzien

Bedeutsamer als der erhöhte Dosisbedarf von depolarisierenden Muskelrelaxanzien ist die erhöhte Sensibilität von Neugeborenen und Säuglingen gegenüber nichtdepolarisierenden Muskelrelaxanzien. Bei deren Anwendung besteht die Gefahr einer Überdosierung und postoperativ überhängenden Relaxanswirkung. Diese Beobachtungen gehen auf die eingangs erwähnten Studien der 60er und frühen 70er Jahre zurück. Die damals nach rein klinischen Kriterien erhobenen Daten beruhen auf unterschiedlichen Untersuchungsmethoden und Anästhesiebedingungen, so daß sie nur grobe Anhaltspunkte vermitteln können. Dosis-Wirkungs-Beziehungen von Muskelrelaxanzien wurden nach klinischen Relaxationskriterien erstellt. Als Wirkdauer des Muskelrelaxans wurden beispielsweise die Zeit von der Injektion des Muskelrelaxans bis zum Einsetzen der spontanen Atemtätigkeit, die Zeit nach der Injektion bis zur Verschlechterung der Operationsbedingungen oder die Zeit bis zur Aufrechterhaltung eines bestimmten Atemzug- oder Atemminutenvolumens definiert [1]. Erst nachdem objektive Meßmethoden der neuromuskulären Übertragung (Kraftmessung, Elektromyographie) auch bei Neugeborenen und Säuglingen etabliert wurden, sind auch in dieser Altersklasse zuverlässige Messungen der blockierenden Wirkung von Muskelrelaxanzien möglich. In Untersuchungen, die die Wirkdauer von Pancuronium und Tubocurarin nach relaxometrischen Kriterien beurteilten, ergaben sich deutliche Diskrepanzen zwischen den klinisch gemessenen Kriterien, die eine erhöhte Empfindlichkeit anzeigen (Beeinträchtigung der Spontanatmung), und der quantitativ gemessenen neuromuskulären Blockade, die z. T. nur geringe Unterschiede zwischen verschiedenen Altersgruppen aufweist [11, 12].

Pancuronium

Die ED_{95} von Pancuronium beträgt bei Neugeborenen und Säuglingen 70 µg/kg KG, bei Kleinkindern 80 µg/kg KG und bei Erwachsenen 64 µg/kg KG (Daten für Neuroleptanalgesie nach [16, 21].

Nach einer Dosis von 130 µg/kg KG Pancuronium beobachteten Nightingale u. Bush [23] bei 1–4 Jahre alten Kindern eine Wirkdauer von 57 min verglichen mit 41 min bei 5–9 Jahre alten Kindern und 53 min in der Altersklasse von 10–15 Jahren.

Die Wirkzeiten von Pancuronium unterscheiden sich damit in den verschiedenen Altersklassen nur unwesentlich.

Vecuronium

Dosis-Effekt-Beziehungen von Vecuronium zeigen eine erhöhte Sensibilität von Neugeborenen und Säuglingen im Vergleich zu älteren Kindern (Tabelle 1). Die ED_{95} von Vecuronium während Neuroleptanalgesie wird mit 47 µg/kg KG bei Säuglingen und 80 µg/kg KG bei Kindern im Alter von 3–10 Jahren angegeben [22]. Während sich die höhere Sensibilität bei allen anderen nichtdepolarisierenden Muskelrelaxanzien auf die Neonatalphase beschränkt, bleibt sie bei Vecuronium bis zum Ende des 1. Lebensjahres bestehen. Es sind nicht nur die Dosierungen nach Maßgabe der ED_{95} vermindert, auch die Wirkzeiten sind etwa doppelt so lang, wenn man sie mit älteren Kindern oder Erwachsenen vergleicht [7, 20].

Die Gabe von Repetitionsdosen muß daher in erheblich größeren Intervallen erfolgen, als man dies von der Anwendung bei Erwachsenen gewohnt ist. Nach der Injektion von Vecuronium treten

Tabelle 1. Altersabhängigkeit der neuromuskulär blockierenden Wirkung von 0,07 mg/kg KG Vecuronium während Halothananästhesie. (Daten als MW±SD aus [7])

Alter (Jahre)	n	Anschlagzeit [min]	Wirkdauer [min][a]	Erholungsindex [min][b]
<1	6	1,5±0,6	73±27	20±8
1–8	6	2,4±1,4	35±6	9±3
18–38	6	2,9±0,2	53±21	13±7

[a] Zeit von Injektion bis Erholung der neuromuskulären Übertragung auf 25% des Ausgangswertes.
[b] Zeit zwischen 25 und 75% Erholung der neuromuskulären Übertragung.

in klinisch gebräuchlichen Dosierungen keine kardiovaskulären Nebenwirkungen auf.

Atracurium

Untersuchungen mit Atracurium ergaben, daß Neugeborene gegenüber Säuglingen gleichfalls eine erhöhte Sensibilität aufweisen. Die ED_{95} ist in den ersten beiden Lebensmonaten um etwa 30% vermindert (0,12 vs. 0,17 mg/kg KG) [15, 17]. Die Wirkdauer von Atracurium ist bei Neonaten nicht verlängert, sondern im Vergleich zu älteren Kindern kürzer (Tabelle 2).

Die bei Erwachsenen übliche Intubationsdosis von 0,4–0,5 mg/kg KG wurde daher bei Kindern aller Altersklassen als geeignet angesehen [17]. In den untersuchten Dosierungen bis 0,5 mg/kg KG zeigte Atracurium keine signifikanten kardiovaskulären Nebenwirkungen [14]. Die bei Erwachsenen mitunter zu beobachtenden Hautrötungen im Bereich der Injektionsstelle treten bei Säuglingen und Kindern nur selten auf. Bei langsamer Injektion (30 s) und Verdünnung auf 2 mg/ml lassen sich diese Reaktionen in der Regel vermeiden. In einem Fallbericht wurden einem 2,8 kg schweren Säugling 37 mg Atracurium über 75 min verabreicht (ca. 80 fache ED_{95}), da die Infusionsrate einer Spritzenpumpe versehentlich falsch eingestellt worden war. Das Kind entwickelte einen milden Flush, zeigte jedoch keine Veränderungen der Herzfrequenz oder des arteriellen Blutdruckes. Die Spontanatmung und Spontanbewegungen des Kindes kehrten bereits 2 h nach Beendigung der Muskelrelaxanszufuhr wieder zurück [2].

Tabelle 2. Altersabhängigkeit der neuromuskulär blockierenden Wirkung von 0,4 mg/kg KG Atracurium während Halothananästhesie. (Daten als MW aus [14, 15])

Alter (Jahre)	n	Anschlagzeit [min]	Wirkdauer [min] [a]	Erholungsindex [min] [b]
<1	10	1,6	37	12
2–10	10	2,0	38	14
11–17	10	2,0	33	14

[a] Zeit von Injektion bis Erholung der neuromuskulären Übertragung auf 25% des Ausgangswertes.
[b] Zeit zwischen 25 und 75% Erholung der neuromuskulären Übertragung.

Vergleich der Pharmakologie von Atracurium und Vecuronium

Die unterschiedlichen pharmakodynamischen Profile von Vecuronium und Atracurium bei Patienten im frühen Kindesalter können mit den pharmakokinetischen Eigenschaften beider Substanzen erklärt werden. Bei beiden Muskelrelaxanzien spiegelt sich das hohe Extrazellulärvolumen von Neugeborenen und Kleinkindern in einem vergrößerten Verteilungsvolumen wider (Tabelle 3).

Das hohe Verteilungsvolumen führt zu einer relativ niedrigen Plasmakonzentration und damit zu geringen Konzentrationsgradienten zwischen den Kompartimenten. Die Umverteilungsvorgänge, die für die Wirkungsbeendigung von Vecuronium verantwortlich sind, laufen nur langsam ab. Das pharmakodynamische Korrelat sind die verlängerte Wirkdauer und Erholungszeit. Die Wirkungsbeendigung von Atracurium erfolgt hingegen nicht durch Umverteilung, sondern durch Metabolisierung. Da insbesondere die nichtenzymatische Inaktivierung von Atracurium (Hofmann-Zerfall) auch im peripheren Kompartiment erfolgt, beeinflußt das vergrößerte Verteilungsvolumen weder die Halbwertszeit noch die Wirkdauer der Substanz in klinisch signifikantem Ausmaß.

Relaxometrie

Die Wirkzeiten der Muskelrelaxanzien sind bei Kindern außerordentlich großen Streubreiten unterlegen. Eine Überwachung der Muskelrelaxierung mit einem Nervenstimulator ist daher dringend empfehlenswert. Für klinische Belange ist die visuelle und taktile

Tabelle 3. Altersabhängigkeit pharmakokinetischer Parameter von Atracurium und Vecuronium. (Daten als MW aus [8, 9])

	Eliminationshalbwertszeit [min]	Verteilungsvolumen [ml/kg KG]	Clearance [ml/kg KG/min]
Atracurium			
Säuglinge	20	210	7,9
Kinder	17	129	6,8
Vecuronium			
Säuglinge	64	357	5,6
Kinder	41	204	5,2

Erfassung evozierter Muskelkontraktionen ausreichend, um Extremwerte der Wirkzeiten und daraus resultierende Relaxansüberhänge durch rechtzeitige Dosisanpassung zu vermeiden. Zudem werden die Vorzüge neuer, kurzwirkender Substanzen erst dann voll nutzbar, wenn deren Wirkung überwacht und die Dosis individuell angepaßt werden kann. Die Anwendungsprinzipien des neuromuskulären Monitorings sind bei Erwachsenen und Kindern die gleichen.

Für die Relaxometrie ergeben sich im Kindesalter folgende Anwendungsmöglichkeiten:

Narkoseeinleitung
- Titration der neuromuskulären Blockade,
- Erfassung des Intubationszeitpunktes;

Erhaltung der Muskelrelaxation
- Titration der neuromuskulären Blockade entsprechend der individuellen Sensibilität und dem operativem Bedarf;

Erholungsphase
- Überwachung der Spontanerholung,
- Indikationsstellung zur Antagonisierung,
- Überwachung der Antagonisierung.

Als Stimulationsmuster sind der Einzelreiz (Bestimmung des Intubationszeitpunktes) die Train-of-four-Stimulation (Intraoperative Dosierung des Muskelrelaxans) und die Double-burst-Stimulation (Überwachung der Abklingphase der Muskelrelaxierung) klinisch gebräuchlich [6].

Literatur

1. Bush GH, Stead AL (1961) The use of d-tubocurarine in neonatal anaesthesia. Br J Anaesth 34: 721–728
2. Charlton AJ, Harper NJN, Edwards D et al. (1989) Atracurium overdose in a small infant. Anaesthesia 44: 485–486
3. Cook DR, Fisher CG (1975) Neuromuscular blocking effects of succinylcholine in infants and children. Anesthesiology 42: 663
4. Crumrine RS, Yodlowski EH (1981) Assessment of neuromuscular function in infants. Anesthesiology 54: 29–32
5. Cullen SC (1943) The use of curare for the improvement of abdominal muscle relaxation during inhalation anaesthesia. Surgery 14: 261–266
6. Diefenbach C (1993) Neuromuskuläres Monitoring während Anästhesie und Operation. Urban & Schwarzenberg, München

7. Fisher DM, Miller RD (1983) Neuromuscular effects of vecuronium (ORG NC45) in infants and children during N_2O halothane anesthesia. Anesthesiology 58: 519–523
8. Fisher M, Castagnoli BA, Miller RD (1985) Vecuronium kinetics and dynamics in anesthetized infants and children. Clin Pharm Ther 37: 402–406
9. Fisher M, Canfell C, Spellman ML et al. (1990) Pharmacokinetics and pharmacodynamics of atracurium in infants and children. Anesthesiology 73: 33–37
10. Goudsouzian NG (1980) Maturation of neuromuscular transmission in the infant. Br J Anaesth 52: 205–214
11. Goudsouzian NG, Ryan JF, Savarese JJ (1974) The neuromuscular effects of pancuronium in infants and children. Anesthesiology 41: 95–98
12. Goudsouzian NG, Donlon JV, Savarese JJ et al. (1975) Re-evaluation of dosage and duration of action of d-tubocurarine in the pediatric age group. Anesthesiology 43: 416–425
13. Goudsouzian NG, Crone RK, Todres ID (1981) Recovery from pancuronium neuromuscular blockade in the neonatal intensive care unit. Br J Anaesth 53: 1303–1309
14. Goudsouzian NG, Liu L, Coté C et al. (1983) Safety and efficacy of atracurium in adolescents and children anesthetized with halothane. Anesthesiology 59: 459–462
15. Goudsouzian NG, Liu L, Gionfriddo M et al. (1985) Neuromuscular effects of atracurium in infants and children anesthetized with halothane. Anesthesiology 62: 75–79.
16. Gramstad L, Lilleaasen P (1982). Dose-response relation for atracurium, Org NC45 and Pancuronium. Br J Anaesth 54: 647–651
17. Meakin G, Shaw EA, Baker RD et al. (1988) Comparison of atracurium-induced neuromuscular blockade in neonates, infants and children. Br J Anaesth 60: 171–175
18. Meakin G, McKiernan EP, Morris P et al. (1989) Dose-response curves for suxamethonium in neonates, infants and children. Br J Anaesth 62: 655–658
19. Meakin G, Walker RWM, Dearlove OR (1990) Myotonic and neuromuscular blocking effects of increased doses of suxamethonium in infants and children. Br J Anaesth 65: 816–818.
20. Meretoja OA (1989) Is vecuronium a long-acting neuromuscular blocking agent in neonates and infants? Br J Anaesth 62: 184–187
21. Meretoja OA, Luosto T (1990) Dose response characteristics of pancuronium in neonates, infants and children. Anaesth Intens Care 18: 445–459
22. Meretoja OA, Wirtavuori K, Neuvonen PJ (1988) Age-dependence of the dose-response curve of vecuronium in pediatric patients during balanced anesthesia. Anesth Analg 67: 21–26
23. Nightingale DA, Bush GH (1973) A clinical comparison between tubocurarine and pancuronium in children. Br J Anaesth 45: 63–67
24. Stead AL (1955) The response of the newborn infants to muscle relaxants. Br J Anaesth 27: 124–130

Rocuronium –
das neue Intubationsrelaxans?

K. S. Khünl-Brady

Seit der ersten Anwendung von Curare vor über 50 Jahren ist die anästhesiologische Forschung und fachspezifische Industrie bemüht, das sog. „ideale Muskelrelaxans" zu finden, dessen wichtigste Eigenschaften neben der nichtdepolarisierenden Wirkungsart v. a. rasche Anschlagzeit, kurze Wirkdauer, schnelle Erholung sowie Fehlen von Nebenwirkungen und aktiven Metaboliten sein sollten. Einige dieser Ziele konnten bereits mit der Einführung der derzeit am häufigsten verwendeten Präparate Atracurium und Vecuronium erreicht werden. Eine der wichtigsten Eigenschaften jedoch, die kurze Anschlagzeit, die eine frühzeitige Intubation ermöglicht, erzielt man bis jetzt nur durch die Anwendung des depolarisierend wirkenden Succinylcholin. Dessen Verabreichung ist jedoch mit einer großen Anzahl von unerwünschten Nebenwirkungen behaftet. In der Vergangenheit wurden einige Versuche unternommen, die Anschlagzeit nichtdepolarisierender Substanzen zu verkürzen. Aber weder die Verabreichung einer höheren Intubationsdosis (4- bis 6-fache ED_{90}) [4] noch die Anwendung des sog. „priming principle" [14] konnten Succinylcholin zur raschen Intubation ersetzen.

Rocuronium beim Erwachsenen

Die Suche nach diesem nichtdepolarisierenden Muskelrelaxans mit raschem Wirkungseintritt führte zur Entwicklung von Rocuronium (ORG 9426, Esmeron). Bei dieser Substanz handelt es sich um einen nahen Verwandten von Vecuronium, der chemisch dem 2-morpholino-16 N-allyl-pyrrolidino-Derivat des 3-hydroxy-Vecuronium entspricht. Rocuronium liegt bereits in wäßriger Lösung vor und muß daher, im Gegensatz zu Vecuronium, vor der Verwendung nicht erst aufgelöst werden. Die ersten klinischen Ergebnisse mit dieser Substanz fielen v. a. durch die kurze Anschlagzeit mit rascher Entwicklung guter Intubationsbedingungen auf. Die entsprechende ED_{90} beträgt sowohl beim Erwachsenen [1] als auch bei Kindern über 1 Jahr [20] 0,3 mg/kg KG, die übliche empfohlene Intubationsdosis (2mal ED_{90}) beläuft sich daher auf 0,6 mg/kg KG. Obwohl die Anschlagzeit an der peripheren Muskulatur länger ist als die nach Succinylcholin, können durch die größere Affinität von Rocuronium zu den Muskeln der Stimmbänder in kurzer Zeit gleich gute Intubationsbedingungen geschaffen werden [5, 13]. Das scheint auch für die Crashintubation zuzutreffen, wie unlängst von Sparr et al. in einer klinischen Studie (allerdings an nüchternen Patienten) untersucht wurde [15]. In einer doppelblind randomisierten Untersuchung konnten Tryba et al. [17] sogar 30 s nach der Injektion von Rocuronium gleich gute Intubationsbedingungen wie bei Succinylcholin beobachten. Zum selben Ergebnis kamen Cooper et al. [2], die die Intubationsbedingungen 1 min nach 0,6 mg/kg KG Rocuronium oder 1 mg/kg KG Succinylcholin verglichen. Durch die Gabe einer höheren Intubationsdosis (0,9 mg/kg KG) kann sowohl die Anschlagzeit als auch v. a. der Zeitraum bis zur Intubation weiter verkürzt werden [3]. Dies gelang allerdings nur auf Kosten einer um ca. 15–20 min verlängerten Wirkdauer. In allen vorliegenden Arbeiten sind die Autoren der Überzeugung, daß Rocuronium die schnellste Anschlagzeit aller nichtdepolarisierenden Relaxanzien besitzt. Diese Eigenschaft scheint nur wenig vom verwendeten Anästhetikum abhängig zu sein, da im Tierexperiment keine Interaktionen mit i.v.-Anästhetika festgestellt werden konnten [7] und die guten Intubationsbedingungen nicht nur unter Propofol sondern auch unter Thiopental [2] beobachtet wurden.

Die Wirkdauer und Erholungszeit von Rocuronium sind denen von Vecuronium sehr ähnlich und betragen 25–30 bzw. 10–12 min. Bei repetitiver Verabreichung kommt es zu keiner unerwünschten Wirkungsverlängerung, solange die Erhaltungsdosen immer zum selben Zeitpunkt der Erholung (z. B. 25%) verabreicht werden [6]. Nach Gabe einer klinisch üblichen Dosis eines Cholinesterasehemmers wird die neuromuskulär blockierende Wirkung von Rocuronium innerhalb von 3 min aufgehoben. Bei keinem Patienten konnten Zeichen einer Restrelaxierung oder inadäquaten Reversierung festgestellt werden. Auch die Pharmakokinetik dieser Substanz ist der von Vecuronium sehr ähnlich. Bis zu 33% einer applizierten Dosis von 1 mg/kg KG Rocuronium konnten innerhalb der ersten 24 h nach Verabreichung im Harn nachgewiesen werden [19]. Hiermit wurde, wie in tierexperimentellen Untersuchungen [8], bestätigt, daß Rocuronium nur zu einem beschränkten Prozentsatz von der Nierenfunktion abhängig ist. Zu den gleichen Ergebnissen kamen Szenohradszky et al. [16], die keinen signifikanten Unterschied in der Pharmakokinetik oder Wirkdauer von Rocuronium bei Patienten, die einer Nierentransplantation unterzogen wurden, und einem gesunden Vergleichskollektiv fanden. Da der Großteil der Ausscheidung von Rocuronium über die Leber durch die Galle erfolgt, hat das Nierenversagen wenig Einfluß auf Pharmakokinetik oder Wirkdauer einer klinisch üblichen Dosis. Dieser Vorteil gegenüber fast allen anderen derzeit gebräuchlichen Muskelrelaxanzien erlaubt eine sichere Verwendung von Rocuronium bei Patienten mit gestörter Nierenfunktion. Die Wirkdauer und Erholungszeit zeigten auch bei Patienten mit Leberzirrhose beinahe gleiches Verhalten [9]. Trotz der Bedeutung der Leber für die Ausscheidung von Rocuronium scheint die bei der Leberzirrhose vorhandene Restfunktion dieses Organs auszureichen, um eine Elimination des Muskelrelaxans zu ermöglichen, so daß nur der Erholungsindex, nicht aber die Plasmaclearance bei diesen Patienten verändert erscheint [9].

Rocuronium im Kindesalter

Säuglinge und Kleinkinder benötigen etwas weniger Rocuronium: Wird die empfohlene Intubationsdosis bei Kindern unter 1 Lebensjahr von 0,5 mg/kg KG nicht überschritten, dann ist auch die gleiche Wirkdauer wie beim Erwachsenen zu erwarten [11]. Die Anschlagzeit ist bei Kindern generell noch rascher, hier wurden Werte zwischen 30 und 80 s gemessen. Die Plasmaclearance von Rocuronium bei Kindern ist altersabhängig und steigt daher mit dem Lebensalter [18].

Nebenwirkungen

Die vagusblockierende Dosis beträgt auch bei Rocuronium ein Vielfaches der neuromuskulären ED_{90} [12], so daß diese Substanz in den klinisch üblichen Dosierungen keine Nebenwirkungen auf das Herz-Kreislauf-System hat. Nur bei Kindern wurde vereinzelt eine Erhöhung der Herzfrequenz nach einer Intubationsdosis festgestellt.

Mayer et al. [10] untersuchten die Histaminfreisetzung nach 0,3 und 0,9 mg/kg KG Rocuronium, wobei sich kein Unterschied im Vergleich zu Vecuronium darstellte. Auch hier verhält sich die neue Substanz sehr ähnlich wie ihr chemisch nahe verwandter Vorgänger und kann daher wahrscheinlich als ebenso kardiovaskulär stabile Substanz wie Vecuronium betrachtet werden.

Zusammenfassung

Rocuronium hat sich aufgrund seiner raschen Anschlagzeit und dem weitgehenden Fehlen von Nebenwirkungen sowohl bei Kindern als auch bei Erwachsenen für die schnelle Intubation als geeignet gezeigt. Mit der Einführung dieses neuen Muskelrelaxans wurde ein weiterer Schritt in Richtung der geforderten „idealen" Eigenschaften dieser Substanzklasse getan. Rocuronium wird in den meisten Fällen, wo eine rasche Relaxierung gewünscht ist, Succinylcholin zur Intubation ersetzen können, so daß in Zukunft auf diese durch ihre depolarisierende Wirkungsart nebenwirkungsreiche Substanz immer mehr verzichtet werden kann.

Literatur

1. Booij LHDJ, Knape HTA (1991) The neuromuscular blocking effect of ORG 9426. Anaesthesia 46: 341–343
2. Cooper R, Mirakhur RK, Clarke RSJ et al. (1992) Comparison of intubation conditions after administration of ORG 9426 (rocuronium) and suxamethonium. Br J Anaesth 69: 269–273
3. Crul JF, Vanbelleghem V, Buyse L et al. (1995) Rocuronium with alfentanil and propofol allows intubation within 45 seconds. Eur J Anaesthest 2 [Suppl 11]: 111–112
4. Ginsberg B, Glass PS, Quill T et al. (1989) Onset and duration of neuromuscular blockade following high-dose vecuronium administration. Anesthesiology 71: 201–205
5. Huizinga ACT, Vandenbrom RHG, Wierda JMKH et al. (1992) Intubating conditions and onset of neuromuscular block of rocuronium (ORG 9426); a comparison with suxmethonium. Acta Anaesth Scand 36: 463–468
6. Khünl-Brady KS, Pühringer F, Koller J, Mitterschiffthaler G (1993) Evaluation of the time course of action of maintenance doses of rocuronium (ORG 9426) under halothane anaesthesia. Acta Anaesth Scand 37: 137–139
7. Khünl-Brady KS, Agoston S, Miller RD (1992) Interaction of ORG 9426 and some of the clinically used intravenous anaesthetic agents in the cat. Acta Anaesth Scand 36: 260–263

8. Khünl-Brady KS, Castagnoli KP, Canfell C et al. (1990) The neuromuscular blocking effects and pharmacokinetics of ORG 9426 and ORG 9616 in the cat. Anesthesiology 72: 669–674

9. Magorian T, Wood P, Caldwell JE et al. (1995) The pharmacokinetics and neuromuscular effects of rocuronium bromide in patients with liver disease. Anesth Analg 80: 754–759

10. Mayer M, Doenicke A, Lorenz W et al. (1992) Histamine releasing potency of rocuronium. Anesthesiology 77: A906

11. Meretoja OA, Taivainen T, Erkola O et al. (1995) Dose-response and time-course of effect of rocuronium bromide in paediatric patients. Eur J Anaesth 12 [Suppl 11]: 19–22

12. Muir AW, Houston J, Green KL et al. (1989) Effects of a new neuromuscular blocking agent (ORG 9426) in anaesthetized cats and pigs and in isolated nerve-muscle preparations. Br J Anaesth 63: 400–410

13. Pühringer FK, Khünl-Brady KS, Koller J et al. (1992) Evaluation of the endotracheal intubating conditions of rocuronium (ORG 9426) and succinylcholine in outpatient surgery. Anesth Analg 75: 37–40

14. Schwarz S, llias W, Lackner F et al. (1985) Rapid tracheal intubation with vecuronium: the priming principle. Anesthesiology 62: 388–391

15. Sparr JH, Luger Th, Heidegger T et al. (1996) Comparison of intubating conditions after rocuronium and suxamethonium following „rapid-sequence induction" with thiopentone in elective cases. Acta Anaesth Scand 40: 425–430

16. Szenohradszky J, Fisher DM, Segredo V et al. (1992) Pharmacokinetics of rocuronium bromide (ORG 9426) in patients with normal renal function or patients undergoing cadaver renal transplantation. Anesthesiology 77: 899–904

17. Tryba M, Zorn A, Thole H et al. (1992) Crash-induction with ORG 9426 vs succinylcholine – a randomized double blind study. Anesthesiology 77: A962

18. Vuksanaj D, Fisher DM (1995) Pharmacokinetics of rocuronium in children aged 4–11 years. Anesthesiology 82: 1104–1110

19. Wierda JMKH, Kleef UW, Lambalk LM et al. (1991) The pharmacodynamics and pharmacokinetics of ORG 9426, a new non-depolarizing neuromuscular blocking agent, in patients anaesthetized with nitrous oxide, halothane and fentanyl. Can J Anaesth 38: 430–435

20. Woelfel SK, Brandom BW, Cook R et al. (1992) Effects of bolus administration of ORG 9426 in children during nitrous oxide-halothane anesthesia. Anesthesiology 76: 939–942

Mivacurium im Kindesalter

R. Hofmockel, B. Pohl, G. Benad

Mivacurium (Mivacron) ist ein neues nichtdepolarisierendes Muskelrelaxans aus der Gruppe der Benzylisoquinolindiester. Die aus 3 Stereoisomeren bestehende Verbindung zeichnet sich gegenüber anderen Nichtdepolarisationsblockern v. a. durch eine rasche Metabolisierung durch die Pseudocholinesterase aus [2, 14, 22, 23]. Im Vergleich zu Succinylcholin beträgt die Abbaurate 70–88%. Die durch die hydrolytische Spaltung entstehenden Abbauprodukte – ein Monoester, ein quaternärer Alkohol und eine Dicarboxylsäure – besitzen selbst keinen muskelrelaxierenden Effekt mehr. Sie werden hauptsächlich im Urin und mit der Galle ausgeschieden. Die Clearance ist mit durchschnittlich 55–70 ml/kg KG/min etwa 10 fach größer als die von Atracurium und Vecuronium. Die Eliminationshalbwertszeit der trans-trans (57,4%) und cis-trans (36,2%) Isomere beträgt nur 2–3 min. Das cis-cis Isomer besitzt eine 10 fach geringere muskelrelaxierende Wirkung, hat jedoch eine Eliminationshalbwertszeit von 40–50 min. Da dieses Isomer aber nur zu 6,4% vorliegt, hat dies keinen klinisch relevanten Einfluß auf die Wirkungsdauer [7, 14].

Dosis-Wirkungs-Beziehungen

Erste Untersuchungen zu Dosis-Wirkungs-Beziehungen bei Kindern mit Mivacurium zeigten, daß die ED_{95}-Dosis bei gesunden pädiatrischen Patienten mit einem Durchschnittsalter von 5,2 Jahren im Vergleich zu Erwachsenen signifikant erhöht ist [1]. Diese Unterschiede lassen sich v. a. bei einer auf die Körpermasse, in geringerem Ausmaß bei einer auf die Körperoberfläche bezogenen Dosierung nachweisen [1, 7, 25]. Woelfel et al. [24] ermittelten bei ihren elektromyographisch kontrollierten Untersuchungen unter Halothan bei 2–6 Monate alten Säuglingen eine ED_{50} und

ED_{95} von 46 µg/kg KG (865 µg/m^2) und 77 µg/kg KG (1405 µg/m^2) Mivacurium. Hierbei ergab sich kein signifikanter Unterschied zu einer Vergleichsgruppe mit 7–11 Monaten alten Säuglingen mit einer ED_{50} von 42 µg/kg KG (848 µg/m^2) und einer ED_{95} von 99 µg/ kg KG (2048 µg/m^2) Mivacurium (Tabelle 1).

Goudsouzian et al. [9] konnten diese Ergebnisse in einer mechanomyographisch kontrollierten Studie bestätigen. Hierbei lag die ED_{95} gleichfalls unter Halothannarkose bei 65 µg/kg KG für 2– 6 Monate alte Säuglinge und bei 83 µg/kg KG für 7–11 Monate alte Säuglinge. In einer Studie bei älteren Kindern mit einem Durchschnittsalter von 5,2 Jahren fanden Goudsouzian et al. [8, 9] eine ED_{95} von 95 µg/kg KG unter Halothan und unter N_2O/O_2-Fentanyl-Narkose eine ED_{95} von 110 µg/kg KG. Halothan und Isofluran reduzieren die ED_{95} von Mivacurium um ca. 10–20%.

Neuromuskuläre Effekte

Nach Applikation äquipotenter Intubationsdosierungen zeigt sich, daß die maximale Wirkung früher eintritt und die Wirkungsdauer bei pädiatrischen Patienten kürzer als bei Erwachsenen ist. Nach einer ED_{95} von 70–80 µg/kg KG beträgt die Zeit bis zum Wirkungseintritt bei Erwachsenen durchschnittlich 2,5–4 min und kann z. B. für die Durchführung einer endotrachealen Intubation durch eine Erhöhung um das 2–3 fache auf 2–2,5 min reduziert werden. Die Wirkungsdauer beträgt hierbei in Abhängigkeit der Dosis 20–40 min. Bei Säuglingen konnte nach 75 µg/kg KG, 150 µg/kg KG und 250 µg/kg KG ein Wirkungseintritt nach 2,3 min, 1,3 min und 1,1 min ermittelt werden. Im Vergleich hierzu lag die Zeit bis zum Eintritt der maximalen Wirkung bei älteren Kindern nach einfacher und doppelter ED_{95} bei 3 bzw. 1,8 min [9, 18, 24].

Tabelle 1. Altersabhängige Dosis-Wirkungs-Beziehungen von Mivacurium. (Nach [9, 24])

Alter	ED_{95} [µg/kg KG]	ED_{95} [µg/m^2]	Infusion [µg/kg KG/min]
2–6 Monate	77	1405	7–25
7–11 Monate	99	2048	7–25
2–12 Jahre	95	–	2–12

Die Wirkungsdauer und der Recoveryindex sind im Vergleich zu anderen Nichtdepolarisationsblockern relativ unabhängig von der verwendeten Dosis. Die T_1-Recovery auf 25% des Kontrollwertes liegt in Abhängigkeit der Dosis und des Anästhesieverfahrens in einem Bereich von 5–13 min (Tabelle 2). Eine TOF-Ratio > 80% wurde nach einer Intubationsdosis von 200 µg/kg KG bei Säuglingen mit 16 min, bei Kleinkindern mit 20 min und bei Kindern zwischen 3 und 8 Jahren nach 19 min erreicht. Der Recoveryindex (T_1 25%–T_1 75%) liegt in einem Bereich von 3–4 min und ist relativ unabhängig von der verwendeten Dosis [18].

Mivacurium zeichnet sich durch einen fehlenden kumulativen Effekt auch nach mehrfachen Nachinjektionen von 50% der einfachen ED_{95} aus [24]. Durch die kurze Wirkungsdauer und die damit verbundene gute Steuerbarkeit eignet sich diese Verbindung besonders zur kontinuierlichen Applikation über eine Infusionspumpe [1, 3, 8, 15]. Die empfohlenen Infusionsraten zur Aufrechterhaltung einer 90%igen neuromuskulären Blockade liegen bei 2–10 Jahre alten Kindern bei 12–15 µg/kg KG/min, bezogen auf das Körpergewicht, und bei 315–375 µg/m^2/min, bezogen auf die Körperoberfläche. Auch für Säuglinge konnten vergleichbare Ergebnisse gefunden werden. Hierbei lag die durchschnittliche Infusionsdosis innerhalb der ersten 15 min bei 15,6 µg/kg KG/min (314 µg/m^2/min) und nach 15 min Infusionsdauer bei 13,6 µg/kg KG/min (275 µg/m^2/min). Auffallend sind jedoch v. a. bei Säuglingen die großen Streubreiten der notwendigen Dosierungen, die in einem Bereich von 7–25,9 µg/kg KG/min liegen, so daß bei kontinuierlicher Mivacuriuminfusion die entsprechende Infusionsmenge individuell unter Zuhilfenahme eines Nervenstimulators angepaßt werden muß. Brandom et al. [3] konnten in diesem Zusammenhang eine Abhängigkeit zwischen der Pseudocholinesteraseaktivität und der benötigten Infusionsdosis feststellen. Höhere Pseudocholinesterasespiegel korrelierten in dieser Untersuchung

Tabelle 2. Anschlagzeit (Onset) und Wirkungsdauer von Mivacurium. (Nach [8, 9])

Alter	Dosis [µg/kg KG]	Onset [min]	T_1 25% [min]	Recoveryindex [min]
2–6 Monate	75	1,7–3	5–9	2–4
7–11 Monate	75	2–4	5–13	2,5–7
2–12 Jahre	90	3	7,4	4,5

mit höheren Infusionsraten. Dies konnten Alifimoff u. Goudsouzian [1] in ihrer Studie bei 2–12 Jahre alten Kindern nicht bestätigen. Die im Vergleich zu Erwachsenen höheren Dosierungen für eine kontinuierliche Applikation können nach Cook [5] durch die Unterschiede in der Pseudocholinesteraseaktivität begründet sein. Neugeborene weisen im Vergleich zu Erwachsenen eine um 50% verringerte Pseudocholinesteraseaktivität auf. Diese erhöht sich jedoch innerhalb der ersten 3–6 Lebensmonate auf das 2–3fache der Erwachsenenaktivität [5]. Auch bei dieser Applikationsform werden die Vorteile der schnellen spontanen Erholung der neuromuskulären Blockade nach Beendigung der Infusion deutlich. So beträgt die T_1-Recovery auf 25% nach einer Mivacuriuminfusion auf einem 90%igen Blockadeniveau 1–4,5 min, der Recoveryindex (T_1 25%–T_1 75%) 2,7–5,2 min, und eine TOF-Ratio von > 75% ist nach 6–11 min erreicht [24].

Caldwell et al. [4] untersuchten die neuromuskulär blockierende Wirkung von Mivacurium nach intramuskulärer Applikation im Vergleich zu Succinylcholin. Eine 90%ige neuromuskuläre Blockade konnte hierbei jedoch erst nach 15–18 min registriert werden, so daß sich eine intramuskuläre Applikation zur endotrachealen Intubation bei Laryngospasmus und fehlendem i.v.-Zugang nicht empfiehlt.

Vergleichbar mit anderen Nichtdepolarisationsblockern kann Mivacurium durch Cholinesterasehemmer sicher antagonisiert werden [6, 14, 23]. Möglicherweise ist die Antagonisierung mit Edrophonium günstiger im Vergleich zu Neostigmin, da Edrophonium die Pseudocholinesterase in einem geringeren Ausmaß hemmt als Neostigmin. So erfolgt eine Spontanerholung nach Infusion mit Mivacurium von T_1 8% auf T_4 70% innerhalb von 17 min und konnte durch Neostigmin auf 11 min bzw. durch Edrophonium auf 8 min verkürzt werden [24]. Aufgrund der beschriebenen kurzen Wirkungsdauer von Mivacurium wird daher der Einsatz von Cholinesterasehemmern zur Antagonisierung der neuromuskulären Blockade nur bei wenigen Patienten notwendig sein. Brandom et al. [3] ermittelten bei Kindern nach einer kontinuierlichen Applikation von Mivacurium eine TOF-Ratio > 75% mit 40–60 µg/kg KG Neostigmin nach 1,2–3,8 min. Die Blockadetiefe betrug zum Zeitpunkt der Antagonisierung 10–50% des Kontrollwertes.

Nebenwirkungen

Wie bei allen Nichtdepolarisationsblockern sind Nebenwirkungen zumeist durch Histaminfreisetzung, durch Blockade autonomer Ganglien, sympathische Stimulation und Blockade kardialer muskarinerger Rezeptoren (Vagolyse) zu erwarten. Wie auch bei anderen Verbindungen aus der Gruppe der Benzylisoquinolinester (Atracurium) steht als potentielle Nebenwirkung eine mögliche Histaminfreisetzung im Vordergrund. Tierexperimentell waren dagegen zur Blockade autonomer Ganglien bzw. kardialer muskarinerger Rezeptoren Dosierungen vom 50- bis 100fachen einer einfachen ED_{95}-Dosis notwendig. Demgegenüber kann bereits die 2- bis 3fache ED_{95} zu einer Verdopplung der Serumhistaminkonzentration führen. Vor allem höhere Dosierungen (> 2- bis 3mal ED_{95}) und zu schnelle Injektionen (Injektionsgeschwindigkeit <30 s) können nachfolgend zu einer Histaminausschüttung mit lokalen Hautreaktionen, wie Flush, Erythem oder Exanthem, und/oder Blutdruckabfall und Tachykardie führen. Verschiedene Untersuchungen bezüglich möglicher kardiovaskulärer Nebenwirkungen in Dosierungen von 75–250 µg/kg KG bei Säuglingen und Kindern zwischen 2 und 10 Jahren zeigten jedoch keine signifikanten Veränderungen der registrierten Herz-Kreislauf-Parameter wie Blutdruck und Herzfrequenz [9, 10, 12, 16, 21]. Goudsouzian et al. [9] fanden in ihren Untersuchungen bei 3 von 90 Kindern nach Mivacurium kutane Hautreaktionen, die jedoch zu keinen klinisch relevanten Veränderungen der Herz-Kreislauf-Funktion führten.

Pseudocholinesterasemangel

Wie Succinylcholin wird auch Mivacurium durch die Pseudocholinesterase hydrolsiert. Probleme hinsichtlich einer prolongierten Wirkungsdauer können sich somit bei qualitativ oder qantitativ veränderter Aktivität der Pseudocholinesterase ergeben. Eine Abnahme der Pseudocholinesterase kann in Verbindung mit den verschiedensten Erkrankungen auftreten. Neben Leber- und Nierenerkrankungen (Dialyse) ist bei schweren konsumierenden Erkrankungen wie Tumoren und Infektionen und bei verschiedenen Muskelerkrankungen mit einer Abnahme zu rechnen. Eine reversible Hemmung ist auch nach Applikation verschiedener in der Anästhesie verwendeter Substanzen wie Neostigmin, Edrophonium,

Pancuronium oder Lokalanästhetika mit unterschiedlicher klinischer Relevanz möglich. Bei Erwachsenen konnte bei ausgeprägter Leberschädigung durch eine Verringerung der Pseudocholinesterase kombiniert mit einer Zunahme des Verteilungsvolumens eine Wirkungsverlängerung des Muskelrelaxans um 50% nachgewiesen werden. Weniger ausgeprägt waren Wirkungsverlängerungen bei renalen Erkrankungen. Bei Vorliegen einer atypischen Pseudocholinesterase sind verschiedene genetische Varianten, die eine unterschiedliche Beeinträchtigung des Abbaus von Mivacurium bedingen, bekannt. Die Anzahl der Träger der heterozygoten bzw. homozygoten Form wird mit 4% bzw. 0,04% der Bevölkerung angegeben. Eine Identifizierung des Genotyps in die verschiedenen genetischen Varianten wird durch die unterschiedliche Hemmung der Pseudocholinesterase durch Verbindung z. B. mit dem Lokalanästhetetikum Dibucain oder Natriumfluorid vorgenommen [13]. Bei heterozygoten Formen kann die Wirkungsdauer um 50% verlängert sein und bei homozygoten Patienten 62 (26–128) min und mehr betragen. Weniger ausgeprägt sind dagegen Veränderungen der Wirkungsdauer bei quantitativ erniedrigter Pseudocholinesterase [9, 13, 19, 20].

Zusammenfassung

Mivacurium ist ein potentes nichtdepolarisierendes Muskelrelaxans aus der Gruppe der Benzylisoquinolindiester. Eine endotracheale Intubation kann nach Injektion einer 2maligen ED_{95}-Dosis von 0,15–0,2 mg/kg KG innerhalb von 2–2,5 min durchgeführt werden. Die Zeit bis zum Wirkungseintritt als auch die Wirkungsdauer sind bei Kindern gegenüber Erwachsenen verkürzt. Im Vergleich zu anderen Nichtdepolarisationsblockern zeichnet sich die Verbindung durch eine kurze Wirkungsdauer aus, die das 2- bis 3fache der Wirkungsdauer des Succinylcholins, aber nur etwa 50% der mittellang wirkenden Muskelrelaxanzien wie Atracurium, Vecuronium oder Rocuronium beträgt. Mivacurium zeigt keine kumulative Wirkungsverlängerung nach mehrfacher Bolusinjektion bzw. kontinuierlicher Infusion. Im Gegensatz zu anderen Nichtdepolarisationsblockern führt eine Erhöhung der Dosis nur zu einer geringfügigen Zunahme der klinischen Wirkungsdauer bei nahezu konstantem Recoveryindex. Die Substanz ist durch Cholinesterasehemmer bei beginnender spontaner Erholung ($T_1 > 10\%$) mit

Neostigmin oder Edrophonium leicht zu antagonisieren. Die beschriebenen Eigenschaften des Muskelrelaxans beziehen sich auf Patienten mit normaler Pseudocholinesteraseaktivität. Vor allem bei Patienten mit atypischer Pseudocholinesterase kann es zu einer erheblichen Verlängerung der Wirkungsdauer kommen. Nebenwirkungen durch Histaminfreisetzung mit nachfolgendem Flush, Tachykardie und Hypotension werden bei langsamer Injektion ($>$ 30 s) und Bolusgaben, die ein 2- bis 3faches der einfachen ED_{95} nicht überschreiten, bei Kindern nur sehr selten beobachtet.

Literatur

1. Alifimoff JK, Goudsouzian NG (1989) Continuous infusion of mivacurium in children. Br J Anaesth 63: 520–524
2. Basta SJ (1992) Clinical pharmacology of mivacurium: A review. J Clin Anesth 4: 153–163
3. Brandom BW, Sarner JB, Woelfel SK et al. (1990) Mivacurium infusion requirements in pediatric surgical patients during nitrous oxide-halothane and during nitrous oxide-narcotic anesthesia. Anesth Analg 71: 16–22
4. Cauldwell ChB, Lau M, Fisher DM (1994) Is intramuscular mivacurium an alternative to intramuscular succinylcholine? Anesthesioloy 80: 320–325
5. Cook DR (1993) Mivacurium in infants and children. J Drug Dev 5: [Suppl 1] 7–14
6. Fleming NW, Lewis BK (1994) Cholinesterase inhibitors do not prolong neuromuscular block produced by mivacurium. Br J Anaesth 73: 241–243
7. Frampton JE, McTavish D (1993) Mivacurium. A review of its pharmacology and therapeutic potential in general anaesthesia. Drugs 45: 1066–1089
8. Goudsouzian NG (1991) Neuromuscular blocking agents in children. Paediatric Anaesthesia 1: 75–88
9. Goudsouzian NG, Alifimoff JK, Eberly C et al. (1989) Neuromuscular and cardiovascular effects of mivacurium in children. Anesthesiology 70: 237–242
10. Goudsouzian NG, Armendi AJ de (1992) Use of relaxants in pediatric anesthesia. Current Opinion. Anesthesiology 5: 588
11. Goudsouzian NG, d'Hollander AA, Viby-Mogensen J (1993) Prolonged neuromuscular block from mivacurium in two patients with cholinesterase deficiency. Anesth Analg 77: 183–185
12. Goudsouzian NG, Denman W, Schwartz A et al. (1993) Pharmacodynamic and hemodynamic effects of mivacurium in infants anesthetized with halothan and nitrous oxide. Anesthesiology 79: 919–925
13. Gronert BJ, Brandom BW (1994) Neuromuscular blocking drugs in infants and children. Pediatric Anesthesia 41: 73–91
14. Lien CA (1993) What is really new about the new relaxants? Anesthesiol Clin North Am 11: 729–778

15. Meretoja OA, Olkkola KT (1993) Pharmacodynamics of mivacurium in children using a computer-controlled infusion. Br J Anaesth 71: 232–237
16. Meretoja OA, Taivainen T, Wirtavuori K (1994) Pharmacodynamics of mivacurium in infants. Br J Anaesth 73: 490–493
17. Meretoja OA (1990) Neuromuscular blocking agents in paediatric patients: Influence of age on the response. Anesth Intens Care 18: 440–448
18. Mangat PS, Evans DEN, Harmer M, Lunn JN (1993) A comparison between mivacurium and suxamethonium in children. Anaesthesia 48: 866–869
19. Ostergaard D, Jensen FS, Jensen E et al. (1992) Influence of plasma cholinesterase activity on recovery from mivacurium-induced neuromuscular blockade in phenotypically normal patients. Acta Anaesthesiol Scand 36: 702–706
20. Ostergaard D, Jensen FS, Jensen E et al. (1993) Mivacurium induced neuromuscular blockade in patients with atypical plasma cholinesterase. Acta Anaesthesiol Scand 37: 314–318
21. Sarner JB, Brandom BW, Woelfel SK et al. (1989) Clinical pharmacology of mivacurium chloride (BW B1090 U) in children during nitrous oxide-halothane and nitrous oxide-narcotic anesthesia. Anesth Analg 68: 116–121
22. Savarese JJ, Ali HH, Basta SJ et al. (1988) The clinical neuromuscular pharmacology of mivacurium chloride (BW Bl 090 U): Anesthesiology 68: 723–732
23. Savarese JJ (1993) Mivacurium: A comparison with other benzylisoquinolinium nondepolarising muscle relaxants. J Drug Dev 5: [Suppl 1] 1–5
24. Woelfel SK, Brandom BW, McGowan FX et al. (1993) Clinical pharmacology of mivacurium in pediatric patients less than two years old during nitrous-oxide-halothane anaesthesia. Anesth Analg 77: 713–72
25. Woelfel SK, Brandom BW (1992) Neuromuscular blocking drugs in pediatric anesthesia. Seminars in Anesthesia 4: 286–291

Diskussion *zu Teil 7*

■ **Frage:** Wie und wann wurden die Intubationsbedingungen unter Rocuronium beurteilt?

■ **Antwort:** 1 min nach Gabe mittels eines Scores, der Kiefererschlaffung, Mundöffnung, Stellung der Stimmbänder, Husten und Zwerchfellkontraktion mit je 4 Punkten bewertet.

■ **Frage:** Wären im Vergleich zu Succinylcholin nicht die Bedingungen nach 30 s wichtiger, da ja die Hypoxiegefahr nach unzureichender Präoxygenation im Vordergrund steht?

■ **Antwort:** Auch nach Succinylcholin intubiert man nicht nach 30 s. Trotz ähnlicher Anschlagszeiten sind die Intubationsbedingungen bei 0,6 mg/kg KG Rocuronium nach 60 s nicht ganz so gut wie bei Succinylcholin, erst bei 0,9 mg/kg KG. Das Optimum ist auch bei Succinylcholin erst nach 90 s erreicht, wenn man den sog. Masseterspasmus als Zeichen ungenügender Relaxation wertet.

■ **Frage:** Bei Neugeborenen und Säuglingen möchte man evtl. schon nach 20 s intubieren. Gibt es hierfür eine geeignete Technik der Relaxation?

■ **Antwort:** Dazu liegen keine Untersuchungen vor.

■ **Frage:** Ist Rocuronium auch für kurze Eingriffe eine Alternative zu Succinylcholin?

■ **Antwort:** Die kurze Anschlagszeit wird durch eine relativ hohe Dosis erreicht, die zu deutlich verlängerter Wirkung (45 min) führen kann. Die geeignete Substanz muß den jeweiligen Erfordernissen angepaßt werden.

■ **Frage:** Die Wirkdauer von Rocuronium ist bei kleinen Kindern und Säuglingen gegenüber Erwachsenen geringer verlängert als bei Vecuronium. Könnte das mit einer verringerten Potenz oder einer verminderten Rezeptoraffinität zusammenhängen?

■ **Antwort:** Das ist denkbar. Der Befund einer verlängerten Wirkung läßt sich aber auch durch die Untersuchungstechnik erklären. Bei repetitiver neuromuskulärer Stimulation kommt es bei Kindern auch ohne Relaxation zu Ermüdungserscheinungen. Daher werden bei Untersuchungen, die TOF verwenden, bei Kindern immer eine längere Wirkdauer festgestellt. Dies läßt sich bei „single twitch", wie in einigen Untersuchungen verwendet, vermeiden. Generell ist für die Ermittlung der Anschlagszeit eine Einzelreizung besser geeignet. Ein weiteres Problem der Relaxometrie ist der unterschiedliche zeitliche Verlauf der Relaxation am M. adductor pollicis und an der laryngealen Muskulatur. Wichtig ist auch der Abstand zwischen 2 Messungen (TOF 15 s, „single twitch" 10 s) zur Erholung der neuromuskulären Übertragung.

■ **Kommentar:** Die verlängerte Wirkung bei Vecuronium und Rocuronium könnte auch mit der beim Säugling anderen Phamakokinetik erklärt werden.

■ **Frage:** Brauchen wir neue Substanzen überhaupt?

■ **Antwort:** Wenn man auf Succinylcholin verzichten will, braucht man eine Substanz mit kurzer Anschlagszeit und kurzer Wirkdauer. Rocuronium bietet die kurze Anschlagszeit und kann Succinylcholin ersetzen. Micacurium hat zwar eine deutlich kürzere Wirkdauer als die vorhandenen nichtdepolarisierenden Ralaxanzien, erreicht aber Succinylcholin nicht. Die ideale Ersatzsubstanz ist noch nicht in Sicht.

Springer
und
Umwelt

Als internationaler wissenschaftlicher
Verlag sind wir uns unserer besonderen
Verpflichtung der Umwelt gegenüber
bewußt und beziehen umweltorientierte
Grundsätze in Unternehmens-
entscheidungen mit ein. Von unseren
Geschäftspartnern (Druckereien,
Papierfabriken, Verpackungsherstellern
usw.) verlangen wir, daß sie sowohl
beim Herstellungsprozess selbst als
auch beim Einsatz der zur Verwendung
kommenden Materialien ökologische
Gesichtspunkte berücksichtigen.
Das für dieses Buch verwendete Papier
ist aus chlorfrei bzw. chlorarm
hergestelltem Zellstoff gefertigt und im
pH-Wert neutral.

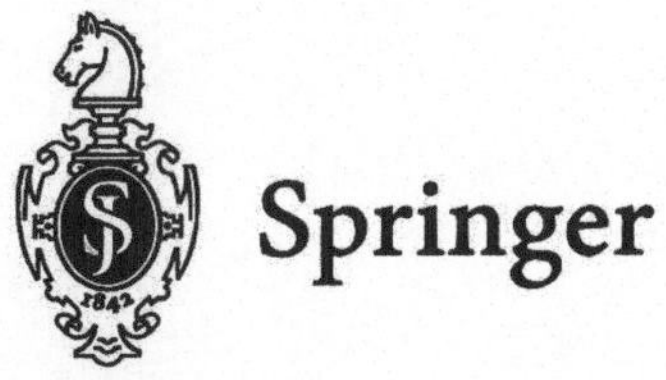